時報文化

U0002766

俠醫楊智鈞的
50道心臟密碼

圖解 心臟衰竭 瓣膜疾病 動脈剝離
心肌梗塞 洗腎血管 靜脈曲張 健康秘笈

俠醫&心臟外科醫師
楊智鈞◎著

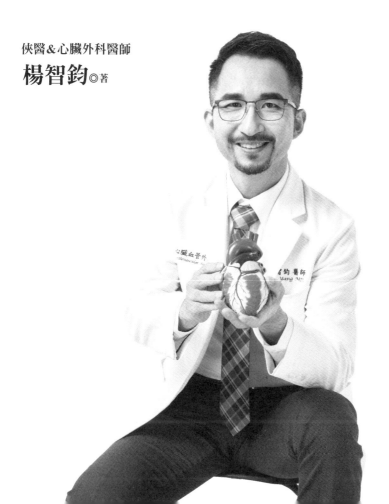

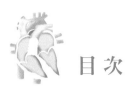

目次

Chapter 0　三個理解心臟的基礎點

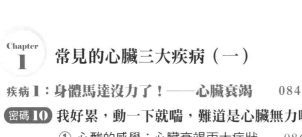

非知不可的心知識

俠醫自助助人的
心血管鍛鍊工具書

謝世榮（台中慈濟醫院心臟血管中心主任）

　　研究和瞭解人類的心臟血管循環系統是一件很有趣的事情，因為人類的心臟及動脈具有不可思議地強韌度及耐用度。

　　心臟血管絕大部分的組成成分，只是肌肉及結締纖維等組織，但人類心臟以平均每分鐘約 70 下，每天約 10 萬下的速度跳動，源源不斷將血液推送到動脈，維持血壓，再經由不斷分枝的小動脈將血液送到身體各個組織細胞，以維持生命機能。如果壽命夠長的話，人類的心臟跳動將超過 20 億次，也就是說我們的動脈血管也會接受超過二十億次的高壓衝擊，而且使用年限可以長達 70 年以上。但是，總有時候心臟及血管會發生構造損壞或機能退化的問題，這就是大部分心血管疾病的來源。

　　本書《俠醫楊智鈞的 50 道心臟密碼》內容廣泛，幾乎涵蓋了現在心臟及血管醫學領域的所有個別疾病。作者楊智鈞醫師花了很多時間匯整，簡化了專業內容及名辭，並配合作者的行醫經驗，嘗試以口語化的文字來解說這些醫學知識，希望大家能瞭解我們自己身體結構以及生理限制，進而用理性的方法來維持健康，是一本很好的醫療衛教作品。

　　比如楊醫師在書裡提到「一個動脈硬化打贏十個癌症」一事，乍聽非常不可思議，但是我們可以在這裡向各位報告，這是千真萬確的事。以世界衛

生組織（WHO）的資料統計顯示，2019 年全球十大死因的第一名正是缺血性心臟病，第二名則是中風。兩個都可以算是「動脈硬化」型的疾病。是由於動脈壁上動脈硬化斑造成的病變。這有點類似水管裡的污垢，水管用久了就可能阻塞不通或損壞漏水。兩者的原理是一樣的。

而血管不通的主要原因正是動脈硬化，在腦血管不通造成腦中風，心血管不通造成心肌梗塞及心臟衰竭，如果在腎血管不通就會造成腎衰竭。動脈壁老化或損害使得動脈形成動脈瘤，動脈瘤破裂造成大出血休克死亡。所以，知道如何延緩血管老化導致的動脈硬化，對現代人相當重要。

最重要的就是學習好的知識，認清事實，用理性的科學的方法去延緩血管老化病變，才是正確的態度。這也是書裡特別提到的一些良方：控制血壓、控制血糖、控制膽固醇、適當運動、控制體重、不吸菸、食用健康食物、節制飲食等等。雖是老生常談，但每一項都有強大科學證據支持。

本書部分內容的專有名辭，對大部分非醫療專業的人來說可能還是偏難，但很適合供醫療相關行業人員或醫療相關科系的學生當做參考書籍。

楊醫師綽號「俠醫」，意乃醫之俠者。我個人以為，俠者見義勇為、抑強扶弱、捨己助人；醫者則是以**預防、診治疾病**、保護人類**健康**為志業。俠醫自然合兩者之強，以為大事業。希望智鈞與大家皆以此共勉，並大力推薦本書。

最通俗易懂的
心血管保命秘笈

吳俊毅（康博集團董事長）

　　本書利用一篇篇故事的導引，如小說般的文筆，令我被生活化又簡單的內容吸引了，不知不覺進入了心臟血管醫學的奇幻世界，很享受地看完整本書。

　　從文字呈現就可以看出作者楊智鈞醫師的用心，將畢生所學的心血管專業，化做一篇篇淺顯易懂的生活知識。比如一開始就用了四個房間的夢境進入主題，用大家都知道的房屋結構帶領讀者認識心臟，搭配正確的檢測來判斷身體狀況，教導如何簡易判讀。再比如說，高血壓就像是將你的血管從 Q 彈通心麵變成脆笛酥。並重新理解十大死因，到底誰是真正冠軍！並把「一個動脈硬化贏十個癌症」這個真正的事實毫不隱瞞告訴大家。諸如此類以往需要花費許多金錢跟時間，都不見得能學到的醫學知識，完全不藏私地呈現出來。還有「俠醫小整理」單元，加上視覺化的圖片，讓各種觀念可以記住一輩子。

　　本書特別吸引我的另一大特色，在於從基因的角度出發，討論心血管疾病的風險。這在一般同類醫療書籍不容易見到。從「開喝前最好先了解自己的基因」開始，讓人了解基因對身體的影響和重要性，進而知道如何照顧自己。這些新的醫學科學數據往往是早期傳統醫生所忽略的領域，所以也讓投入基因檢測多年的我分外感到開心。

書中還教我們如何從生活、飲食、營養用簡單又做得到的方式保持心臟健康，而不只是從醫生的角度做心臟醫學治療，反而是希望所有人都不要生病，達到所謂「上醫治未病」的目的，應該就是楊醫師想要達到的境界吧！

看了這本書也讓家族成員有心血管疾病的朋友，知道如何保養之外，還能了解更多的治療方式，並且清楚治癒率都是很高的，讓家人不用緊張。比如說心血管狹窄有機會可以不要放支架！是否可以先有哪些治療選擇？從最佳化藥物治療，加上控制危險因子，建立良好生活及運動習慣。同時還可以考慮體外反搏（EECP）是針對心臟的非侵入性的支持性治療，透過反搏原理增加冠狀動脈灌流壓力，增進心臟本身血流。

另外，本書同時也將很多醫師也沒講清楚，很多人錯誤的觀念都破除掉。比如說覺得心臟放了支架，只要好好吃藥，就一勞永逸，繼續大吃大喝不運動也沒關係。其實不管是一般支架或塗藥支架，因為放在血管裡就會不斷刺激血管內皮，時間一久就必定會發生「支架內再狹窄」。因此，裝了支架以後反而更需要重視保養和保健，還要定期的檢查才行。

閱讀過程中，也深深感受作者的童心未泯，與我都是動漫〈鬼滅之刃〉的同好，將心臟術後恢復元氣的心肺呼吸訓練法，以「旋、延、抱、彎、勒」等五字命名之，讓人印象深刻！如此，才能在高壓的外科手術裡，持續保持對病患的熱忱。

突然腦海中浮現很喜歡的一句話，「俠之大者，為國為民」，再看到他對一般民眾都如此熱忱，想盡辦法、用盡方法的全力協助，幫助了一個又一個患者，更是幫助了一個又一個家庭，甚至是對國家社會的一分支持力量，這不就是以醫術「行俠仗義」嗎！

最後，期待本書可以讓更多人自覺性的照顧自己的健康，也經由楊醫師的專業醫療技術，持續協助更多人得到療癒，共同邁向更美好的人生。

最嚴謹、最科學的心血管保養健康書

柯博仁（台灣血管通路健康協會理事長／前林口長庚醫院血管外科主任）

2015 年，為了鼓勵青年醫師參與，發揚台灣血管外科醫學領域精神，我在第十屆台灣血管外科學會年會中，規劃並主辦了一場「青年醫學演講比賽」，同時擔任比賽的評審委員之一。回想自己這麼多年來已記不清評過多少的比賽，也當過數次學術演講的主席，但是從來沒有這麼被一個年輕醫師的演講吸引過。他，就是楊智鈞醫師。

震懾全場的楊智鈞醫師，把所有評委及觀眾的目光從第 1 秒起，就緊緊地抓住。全場的思緒跟著講者的聲線、表情走，完全沈浸在說故事者所設定的情境中。直到演講的最後一句話，大家才回過神來，掌聲立時熱烈響起。毫無懸念地，雖然參賽群中也是臥虎藏龍，智鈞自然成了當年的總冠軍，成績也遠遠超過其他參賽者。這位年輕的心臟血管外科醫師，真是有著令人印象深刻的溝通力啊！

事後我才知道，年輕的楊醫師為了這個演講排練了上百次！智鈞自此也逐漸從國內舞台，走向國際舞台，我也意外成了小小推手，真是感到與有榮焉。

往後幾年，這位歷經完整且嚴格訓練，臨床醫療實力已臻成熟的心血管外科醫師，一如其它優秀的台灣外科醫師一樣，在診間、病房及手術室中發

揮專長救人，並闖出了「俠醫」的名號。不一⊠的是，忙碌的俠醫在醫療領域以外的諸多場域竟也能發光發熱，充滿熱情，令人不能忽視。

接著，楊醫師不只是經營自己成為一個粉絲眾多且影響力廣的網路部落客，同時也成為一位各界爭相邀請，擅長眾多主題，包括溝通、簡報、談判、策略、科普、健康、健身等的熱門講師。此外，如此一位忙碌的斜槓青年，更出乎大家意料地在短短的幾年內，從無到有，為苗栗在地建立起一個滿足現代醫療需求的心血管微創醫療中心，寫下了一頁頁讓我輩想都想不到的驚奇成績。

如此的傑出青年醫師，這一次跨界出了書成為作家，又完成了人生當中另一個重大解鎖，完成了《俠醫楊智鈞的 50 道心臟密碼》一書。我有幸拿到這本書的文稿，搶先各位讀者來享受他劇力萬鈞的文字，實在是一種享受。寫的雖然是給一般民眾的淺顯文字，對我這個專業人士來說，卻是好像是聽他的每一次演講一樣，吸引力爆表。

從第一分鐘拿起來讀，忍不住一次看到最終章，真是過癮。身為台灣血管通路健康協會的志工，我深知心血管健康對於人體的重要。看到這樣一本引領國人血管健康的好書即將問世，怎麼能不感到雀躍？

在本書中，作者以一位嚴謹的臨床專科醫師所熟知的學術證據為基礎，試圖有效提問並解答國人生活中不能忽略的血管健康問題。卓越的文字駕馭能力，處處可見的淺顯易懂比喻，加上有力的身體力行式的見證式說法，使這本結構完整的血管健康知識性書籍，特別易讀易懂。我相信，這本書是懷抱著入世情懷的楊醫師試圖在診間／開刀房之外，和國人建立起的另一個有效溝通管道，使得眾多不能有機會來到診間和他面對面的民眾，也能感受到開心俠醫的正向影響力。

這本書我衷心推薦給關心健康的每一位朋友。

如何讓牙齒掉光、
雙腳靜脈曲張、
提早躺在洗腎室病床？

楊斯棓（《人生路引》一書作者）

到 2023 年 1 月，家父的洗腎「資歷」就滿三年了。有一次我帶家父洗腎後，在透析室外等電梯，聽到一段驚人之語：某清潔工用很篤定的口吻跟一位腎友的照顧者說：「某某床以前開西藥房，都給人家『亂注射』（亂打針），受報應才來這裡『洗腰子』。」

如果該腎友確有此行為，他理當受到法律的制裁，但把腎友罹病，以捕風捉影的因果相扣，實屬無稽。然而，有沒有哪些事情一個人做了之後，可以加速成為「洗腎候選人」呢？

確實有，如下 5 項：

1. 罹患糖尿病，卻不好好吃藥控制。（民間訛傳，某某病不能吃藥，不然會吃一輩子。事實上，找專科醫師看診並好好吃藥，還可以活半輩子；不好好吃藥，只能活一陣子）
2. 患高血壓，卻不好好吃藥控制。
3. 不鍛鍊身體。

4. 不太喝水。

5. 不做健康檢查。

不少內科系醫師私下聊天跟我分享，看診雖疲倦但能勝任；也常聽外科系醫師說，手術台上雖辛勞但有成就感。兩者在國際學術演講場合的表現也往往能讓國外學者尊敬仰望。想不到的是，最困擾他們的問題其中一個竟然是「對民眾發表演講」。

本書《俠醫楊智鈞的 50 道心臟密碼》作者是心臟外科醫師楊智鈞，除了看診、開刀、學會上有目共睹的表現外，連對民眾演講他也深諳訣竅。以下幾招關於公眾演說的野人獻曝，讓智鈞醫師見笑了。

講題如果是如何常保牙齒健康？如何預防靜脈曲張？如何保護自己腎臟？製作海報後或放上活動網站之際，內行人都心裡有數：很不吸睛，很難viral。講者若亦有此困擾，我會請他們導入「蒙格思維」，也就是「反過來想，總是反過來想」。

第一招，在演講核心內容不變的前提下，大膽調整演講題目。

《底層邏輯》一書作者劉潤曾說：「文章標題決定了點開率，文章內容決定了轉發率。」這句話若挪到一場演講上來看則是：「講題決定了聽眾的入場率，內容的剪裁與演講節奏決定了人們口耳相傳的程度。」

是以，一個平凡無奇甚至讓人睡著的標題，幾乎就註定了一場失敗的演講。想挑戰「如何常保牙齒健康？」的醫師，或許可以大膽的把題目倒過來講，改為「如何及早獲得一口爛牙？」甚至是「如何讓牙齒掉光？」。

「成年人如何預防靜脈曲張」，心一橫改為「如何及早獲得靜脈曲張，讓自己的人生「曲折誇張」？」

順著以上兩例邏輯，應該不難猜到「如何保護自己腎臟？」就可改為

「如何及早躺在洗腎室病床上？」

第二招，如果你的講題真的拍板為「如何及早獲得靜脈曲張」，切記，在演講開頭自我介紹後，別急著一股腦講下去，這是許多專業人士的慣性。

試想，面對「如何及早獲得靜脈曲張？」這樣的講題，聽眾難道毫無想法，毫無切身經驗或是照顧家人的經驗得以分享？

如果你同意部分聽眾其實可能有些想法，那你更要邀請他們作答。在聽眾報到之際，讓每人領一張白紙，上面引導他們寫上姓名及電子郵件。當講者自我介紹後，就出題目請聽眾書寫，限時九十秒請聽眾作答「如何及早獲得靜脈曲張？」

這時講者就可以搜羅聽眾五花八門的答案，裡面一定有對有錯。

針對錯的答案，講者可以委婉的講解為什麼錯，留面子給聽眾（三流的講者才會羞辱聽眾）；看到對的答案，可以請對方起立，接受大家鼓掌。如此，所有聽眾就更願意回答講者提問，這就是在演講廳創造正回饋（positive feedback）的力量。最後，講者可以把讓人及早獲得靜脈曲張的五個要點用五張投影片一一細數：

1. 吃胖一點吧！就比較容易有小腿靜脈曲張。
2. 久坐久站吧！就比較容易靜脈曲張。
3. 不要穿彈性襪吧！這樣比較容易靜脈曲張。
4. 千萬別抬腿，有助靜脈曲張。
5. 不要刻意訓練下肢肌肉，有助靜脈曲張。

若具備一定醫學常識，不會有人想罹患「靜脈曲張」，因為嚴重到某個程度就必須就醫，得花錢花時間花心力去面對疾病、接受治療。

若要預防靜脈曲張，我們至少有五件事可以努力：

1. 減重。減重除了讓你遠離靜脈曲張，改善睡眠品質，減少膝蓋壓力，還有成千上萬關於健康上的好處。
2. 避免久坐久站。建議延伸閱讀：經濟艙症候群。
3. 穿彈性襪。本書作者擁有好幾十雙彈性襪，還會依久站時間決定穿小腿襪還是大腿襪。
4. 抬腿。雖然上班無法做到，但每天睡前都可以抬腿，紓緩腫脹。
5. 訓練下肢肌肉。年過三十，肌肉開始流失；中年之後，重量訓練益顯重要。

若有一場題目平鋪直敘的演講，然後不斷把最後這五點換句話說，我暫時稱之為 A 類型的演講。把題目改得吸睛，讓聽眾的答案也成為演講的一部分，用反過來想的邏輯逐步引導聽眾，最後再秀出正確答案，暫稱 B 類型的演講。如果你是講者，請問 A 還是 B 較容易準備？如果你是聽眾，請問你期待聽 A 還是 B 類型的演講？我偷偷說，楊智鈞醫師的公眾演講，是聽眾叫好，精彩揪心的那種 B 類型的演講。

他雖是處理靜脈曲張的專家，他也深知他醫治的不只是一個器官，而是一整個人。牙齒蛀掉，可能累及心臟瓣膜。一顆牙齒不好好顧，代價可能是一顆心臟，也就是一條人命。他擅比喻，坐著能寫，站著能講，進手術室能操刀。他如果不寫這本書，可能有更多刀可以開。我想觀念先進的好醫師都擁有「上游思維」，但願世間人無病，寧可架上藥生塵。

有句西洋諺語說：「The pen is mightier than the sword.」很多人翻譯成：筆之力量，大過於刀。欣見他同時用手術刀跟下筆來救人！

推薦短語 （依照來稿順序排序）

劉恭甫（創新管理實戰研究中心執行長）

　　某次，我邀請俠醫楊智鈞在我主辦的人生創新實驗公益論壇進行演講。在演講中，我充分體認到楊醫師的人生創新使命，是結合醫學與溝通能力、翻譯難懂的醫學專業，發揮力量改變社會。於是便牽線城邦集團的原水文化出版社，助他完成出版的心願。時隔多年，很開心看到楊醫師運用心臟血管外科的創新手術刀，寫成這本生動有趣的《俠醫楊智鈞的 50 道心臟密碼》，讓一般人能夠輕鬆理解每個人都需要懂卻又難懂的「心臟」。

張添皓（中國醫藥大學新竹分院 牙科部主任暨顯微根管治療中心主任）

　　過去曾有幾位左下後牙齒區不明疼痛的患者，在我評估為非齒源性疼痛後，請他們徵詢心血管專家診視。接著卻驚訝地發現，他們居然有不同程度的心絞痛問題。當時我內心嘆：「要是有本對於民眾淺顯易懂的心血管衛教好書，該有多好！」

　　而現在，企盼許久俠醫楊智鈞主任的《俠醫楊智鈞的 50 道心臟密碼》一書終於問世，百分百推薦給我的患者以及同行的牙科醫師。

甘宗旦（成大醫學系教授／前台灣血管外科學會理事長）

　　醫學是一門極度專業的科學，此外，醫學還需要包含有人文素養與溝通

技巧，尤其心血管外科專業領域，常需面對與患者生死搏鬥關鍵時刻，家屬們常用親友經驗、網路資訊，甚至憑空想像來理解病情，其中常出現訊息落差或認知誤解等情況，進而影響決策與治療。

如何有效與患者家屬解釋溝通，在知識、理解及信賴的不同層次上，能贏得患者與家屬的認同與信任，進而全心全力挽救患者，是非常不容易的專業，這也是我行醫多年來持續不斷精進與努力方向。

隨著每次心跳聲讓我知道你是多麼獨一無二，毫不猶豫站上手術台的那一刻貼近你的心，眼神專注不移，輕柔地修補缺口，分秒不敢鬆懈，更不能停歇。這複雜過程常讓我不可言語，直到停下仍不代表結束，再疲憊仍牽掛著你的心跳聲，小心翼翼地被守護被關愛，甘心付出只為讓生命延續。

這是心血管外科醫師常見場景。在挽救患者生命的挑戰當下亦需關心家屬擔憂及提供心理支持。因此，與患者或家屬達成有效溝通以增進理解，將有助於建立更友善醫病關係。

楊智鈞醫師對於心血管外科的投入不遺餘力，不僅在專業上有優異表現、獲得醫界肯定，更是著名的專業網紅。透過生動活潑演講方式及用心經營部落格和臉書粉絲專頁，不僅分享心臟外科醫學文章，更用簡單的比喻或案例故事，藉由深入淺出的文字，或是以細膩筆觸繪製的出手術示意圖來清楚解說。總能化繁為簡，讓讀者豁然開朗，知道疾病可能情況與預後，協助患者瞭解心臟血管外科這最艱深專業醫學。

期待許久終於敲碗成功見到這本書即將出版，從對心臟血管構造基本概念簡介，到常見檢查說明、疾病症狀或手術治療等詳細解說，不論是民眾或專業人士都非常適合閱讀。不僅能增進專業知識，更能促進醫病間有效溝通，營造醫病間相互信任與尊重的雙贏氣氛。

鄭正一（最佳方案有限公司執行長／知名保險講師）

「啊！這就是我要的書！」

從事保險這麼多年來，深深覺得保險與醫學是密不可分的，因為保險的本質就是以人為本，而又牽涉到醫療、失能等的認定，如果沒有一些基本概念是很難了解到底保險能夠理賠些什麼？

本書作者楊智鈞醫師化繁為簡、深入淺出地一一解析，對於未來可能面對的心血管問題能夠認識與事先預防，絕對是保險業夥伴不可或缺的的工具書！在此大力推薦。

吳家德（NU PASTA 總經理／職場作家）

和好友楊智鈞醫師認識多年，我很珍惜與他的情誼。不單只是他專業的醫學背景，可以幫助我身邊好多朋友重拾健康；更重要的是，我很欣賞智鈞的俠醫風采。他常常在社群媒體用文字與照片讓更多人看到生命之光。這本《俠醫楊智鈞的 50 道心臟密碼》是智鈞的第一本著作。書中內容深入淺出，讓讀者易懂易吸收。我真心感佩智鈞，也樂於推薦這本好書。

楊田林（企業人文講師）

智鈞醫師是仁心仁術的好醫師。他有一個特異功能，總能站在外行人角度，把艱深的醫學用舉例子、講故事、畫簡圖、編口訣等等方式跟患者溝通，講到讓外行人聽懂、內行人讚嘆，還聽得津津有味，安了患者與家屬的心，提升了醫療效果，促進良好的醫病關係，這是功夫也是功德一件。

本書是一本有趣、有料的心臟科普好書，讓我這醫學外行人讀來毫不費力，真是厲害！

翻譯專業、社會正義、治病於未

很多人對心臟外科醫師這個職業印象多來自於日劇〈醫龍〉、韓劇〈盜心師〉等電視劇，我就是其中一個。

當兵那年，我在海軍艦艇擔任醫官，曾經一連九天在台灣東北外海做偵防任務。我在海上醫務室值勤時就一邊暈船一邊追日劇〈醫龍〉。男主角朝田龍太郎每每奇蹟般地用一雙神手挽救本來已經沒有希望的心臟病患，英姿颯爽、帥氣逼人！令我大為折服，當下就決定選科時要成為一名心臟外科醫師。

十餘年過去後，在心臟外科的領域闖盪一番後，感到許多患者、家屬對臟衰竭、瓣膜疾病、動脈剝離、心肌梗塞、洗腎血管、靜脈曲張等等常見的問題有許多迫切的需要，經過周遭師長和親友的鼓勵之下，因此決心出版一本心血管相關問題的保養健康專書，以報諸位的厚愛。因此開始著手系統性的整理跟心臟血管內外科相關、人們最常詢問、誤會、搞不清楚的 50 個問題，搭配案例故事，用生動活潑的比喻來解說，《俠醫楊智鈞的 50 道心臟密碼》 書於焉成形。

同時，我寫作本書的主要目的有以下三個。

目的一，翻譯專業

　　那時在台中榮總當住院醫師，心臟外科的病房走廊牆上掛著一幅心臟圖案的海報。恩師謝世榮醫師每逢要手術前，總會集合家屬在海報前說明手術原理。我很享受在旁聽講的過程。謝醫師溫文爾雅，解說清晰且條理明白，嗓音又給人無比的安全感，家屬聽講過程也都不住點頭，更能放心將親人的心臟交給他。但要到很多年以後我才知道，真正讓家屬放心的，與其說是謝醫師講解的手術說明有多清楚，還不如說是對於老師的無比信心。

　　幾年後，離開台中榮總做了主治醫師後才發現，年輕醫師沒有老師的光環，也沒有大醫院的招牌，很難光靠「魅力」取信於人。網路資訊普及，家屬也都多有準備，來看診前往往都先做了功課，也都打聽消息一番，更有具備護理師、藥師、醫師等醫學背景的家屬。開始的時候，面對這樣的家屬讓我很有壓力，因為他們得到的資料來源往往良莠不齊，問題特別多，又特別對你的解釋存疑。

　　後來學了溝通理論後我才明白，人都有面對未知的恐懼。他們找資料、頻頻質問，其實是武裝、保護自己的不安全感。因為，很少人天生愛找碴，每個找碴的背後，都藏有顆不安的心。都來看醫生了，想必有處理問題的意願，只不過醫生不僅要懂如何醫治疾病，還得懂得怎樣帶患者跨越那道知識鴻溝的坎。

　　於是，開始嘗試用畫圖、比喻來講解醫學知識給患者聽。慢慢地，不少患者表示這些內容是他們看那麼多醫生裡面，唯一一個聽懂的！接著我也開始跨出醫院在外面辦活動，推廣輕鬆理解心臟血管疾病的講座。我們的講座走出醫院，到銀行、金融機構，甚至到高中、國中校園面對學生，到養護中心面對住民，到廟口面對阿公阿嬤等等。印象最深刻的是在嘉義的一個停車場，在電子花車上面對來吃流水席的民眾也來了一場心血管衛教！感覺特別

不一樣。

到後來，連成人教育機構「大人學」的創辦人：張國洋老師、姚詩豪老師兩位都覺得我在演講中使用的比喻生動有趣，即便不是從事醫療的一般人也能夠輕鬆理解。這樣的方式或許不只能幫助醫生，也能應用到其他專業領域。因次，邀請我在大人學開一門名為「9 ～ 99 歲都能輕鬆理解的專業解說力」的課程，後來還陸續開了 10 班。

在口語解說上收穫成果後，我開始想：「一場演講頂多影響幾百人。而一篇文字卻可能影響幾千人、上萬人！」因此，我申請了一個部落格以及臉書粉絲頁，開始在網路上寫心臟外科醫學相關文章。

我寫文章的時候也儘量使用比喻來幫助讀者理解。例如，以房子比喻心臟。房子壞掉的問題不外乎三個：門窗關不緊、水管堵住、電線跳電；心臟壞掉主要也是三個問題：瓣膜關不緊、血管堵住、電路跳電（心律不整）。再比如，支架金屬支架、塗藥支架、覆膜支架等三種，很難記嗎？沒關係，你把他想成海邊遊客有三種，裸體的（金屬支架）、裸體但有塗防曬油的（塗藥支架），還有一種穿著衣服沒脫的（覆膜支架）。你看，是不是好理解多了呢？

目的二，社會正義

長年參與洗腎患者血管照護的過程中，很驚訝地發現時至今日，仍有很多人（甚至包括醫院裡的工作者在內），對洗腎患者有不當的態度或歧視的眼光。不是小聲地交頭接耳，稱這些人之所以會罹患洗腎這種不治之症，是因為風水不好、命運不好，甚至做了什麼壞事。然而事實上，洗腎患者患家屬多為弱勢族群，本人與家庭都將遭遇很大的改變與困難。聽到這些嘲諷，往往對他們非常殘忍、也不公平。

破除一個錯誤觀念最好的辦法不是去駁斥他，而是不斷推廣正確的觀念。台灣最美的風景是人，不過與此同時，台灣人的文化底層裡，還有很多值得我們去洗刷的成見，進而發揚愛與正義，才是真正的正確價值觀。

而我寫這本書，就是希望能夠藉由讓民眾對疾病建立正確的認識，進而能夠關懷、同理、幫助生病的弱勢族群。

目的三，治病於未

希斯兄弟在其著作《上游思維：在問題發生前解決的根治之道》中提到，人們常常敬佩救急救難如醫龍那樣千鈞一髮之際扭轉乾坤的英雄，但對於防範於未然的上游行動，雖然理智上支持，但因為問題還沒發生，所以往往不到黃河心不死，興趣缺缺。而心血管疾病、洗腎等疾病治療支出，占了健保非常大的比重，倘若人人更了解自己、更懂得注重保養，將能為社會、國家省下不少寶貴資源。

所以，身為下游救援行動專家的心臟外科醫師，我在書裡也談了很多預防保健的概念與實際作法。希望能藉由本書，提供讀者「上游解法」，讓我們的身體與整個國家更健康。

因為，心血管疾病其實才是人類第一大疾病，除了希望這本書能成為心血管醫師的好朋友，進而幫助患者理解更輕鬆的工具；更希望本書還能作為一本心臟外科的「旅遊手冊」，成為你與家人、長輩、朋友們就醫前後的好嚮導。

簡而言之，心臟醫學博大精深、日新月異，未來最新研究結果也很可能推翻舊有的知識。筆者學識有限、疏漏難免，還請各界專家不吝指教。

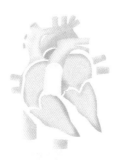

Chapter

0

三個理解心臟的
基礎點

心臟的基本結構 與血液循環系統

密碼 **1**

心臟的結構——馬達與房間

　　心臟，是人類身體上最特別的器官，就像是一部自轉不停的馬達，驅動全身血液循環，每分鐘 70 下，一天下來就運轉 10 萬次，可以說是人體最無怨無悔的器官。如果用汽車的引擎來比喻的話，心臟就像是個「雙渦輪引擎」（twin turbo），具有左、右兩部渦輪，分別驅動身體的兩套循環系統。

　　右渦輪的馬力比較小，負責的驅動人體的「小循環」（又稱肺循環），把血液打去肺臟之後就回來，主要的功能是做「氧氣、二氧化碳的氣體交換」。左渦輪馬力比較強，負責驅動人體的「大循環」（又稱體循環），把血液輸送到身體各個器官才回來。

**　　由左心驅動的叫做「大循環」系統，又叫做「體循環」**

**　　由右心驅動的叫做「小循環」系統，又叫做「肺循環」**

　　左心要跑全身需要比較強的馬力，這也就是為什麼左心的肌肉量要比右心來的肥厚，約佔整顆心臟的三分之二。心臟主要的三條血管中，供應左心的血管就佔其中的兩條。一般來說，左心是比右心重要的，多數的成人心臟病也發生在左心。

① 四個房間的夢境

話說我哥當年要選擇次專科的時候，家母打聽到台北木柵「指南宮」的託夢很準，於是我們全家出動，一起「上山請示呂洞賓」（指南宮大神）。

整個「請示」的過程必須遵照很嚴格的程序。首先，你得提前向呂洞賓「擲筊」，稟告你想問的事情，連續三個「聖筊」取得神明同意後，在選定的日子上山住在寶殿旁的宿舍裡。然後，你作到的第一個夢就必須要醒來，趕快去跟神明再度擲筊，確認剛剛的夢境是否是托夢指示的內容。

我還記得那間宿舍是個榻榻米大通舖，因為榻榻米實在稱不上舒適，我半夢半醒整夜睡不著，到了凌晨四點半的時候，哥哥突然大喊：「爸爸！我夢到了！」我爸馬上跳起來拉著哥哥趕往寶殿，我們其他人也跟著跑。我爸邊跑還邊問我哥：「你夢到什麼趕快跟神明講！」

只見我哥燒了炷香插著以後，拿著筊，口裡念念有詞，然後就連續三個「聖筊」了！一次搞定！！我爸問我哥：「怎麼樣？神明說是哪一科？」

我哥閃爍著篤定的眼神，很有信心地說：「我夢到**四個房間**，神明說是心臟科！」等一下，為什麼四個房間，就是心臟科呢？

② 心臟的「兩房兩室」結構

原來，就像屋子有房間、地下室一樣，心臟也有心房、心室。心房、心室中間還有門（瓣膜），如下圖，並分成：

· **左心：左心房、左心室，中間的瓣膜叫做二尖瓣。**
· **右心：右心房、右心室，中間的瓣膜叫做三尖瓣。**
· **左右心中間以中隔（就像牆壁）分開。**

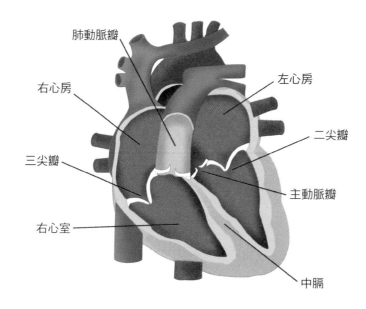

肺動脈瓣

右心房

左心房

二尖瓣

三尖瓣

主動脈瓣

右心室

中膈

③ 心臟三大疾病 vs 房屋三大問題

　　一間房子的三大構造就是屋體結構、水管、電路，剛好對應心臟的心肌瓣膜、心血管、心律系統。以下列表，讓大家一目了然：

構造	結構	循環	電路
圖示			
房子 問題	屋體老化、門窗關不緊	水管堵塞	跳電、沒電
心臟 問題	心臟退化、瓣膜疾病	血管阻塞	心律不整

④ 各種動物的心臟結構

　　兩房兩廳＋完整中膈是最有效率的心臟格局，但並非所有動物的心臟都有這樣的格局。此話怎講？

　　我們可以看下面這張圖，像烏龜和鱷魚（爬行動物）的心臟是兩房兩廳但中膈不完整的格局，青蛙（兩棲動物）的心臟是兩房一廳，而魚的心臟是一房一廳的格局，只有演化的高等生物鳥類、哺乳類，才具有完整的兩房兩室加上完整中膈的心臟，如下圖。

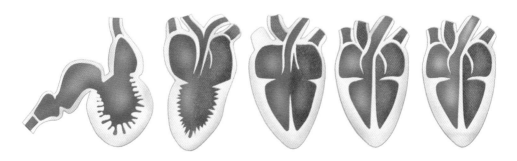

魚類	兩棲動物	爬行動物	鳥類	哺乳類
（一房一廳）	（兩房一廳）	（兩房兩廳）	（兩房兩室＋完整中膈）	

俠醫小整理 🖊

　　人類心臟的結構就是「兩房兩廳＋完整牆壁」（兩心房兩心室＋完整中膈）的完美格局。

適量飲酒有益心血管健康？
開喝前最好先了解自己的基因

　　每個愛喝酒的人都有一個非喝不可的理由，其中也包括「我是喝健康」這種很反常識的。

　　高中的時候去北海道旅遊，同團有個創投公司董事長非常大方，旅行期間晚餐時候都會請大家喝酒。他最喜歡說的一句話就是：「每天喝一杯紅酒，對心臟很好喔！」到底，這是確有其事或只是一種藉口託辭呢？

每天喝 1～2 杯酒，對心血管有益？

　　喝酒一般給人傷身體的印象，俗話說：「喝酒傷肝，不喝酒傷心。」不過，研究者很意外的發現，適度飲酒竟然能夠「護心」。酒精攝取與心血管疾病的關係呈現「倒 J 曲線」，意思是指，輕度到中度的飲酒者，罹病率反而下降。喝過頭以後風險才又上升。

　　那麼喝一杯是多少呢？一個標準飲酒單位定義為：

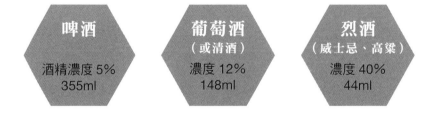

啤酒
酒精濃度 5%
355ml

葡萄酒
（或清酒）
濃度 12%
148ml

烈酒
（威士忌、高粱）
濃度 40%
44ml

2017 年一篇名為「酒精與心血管系統」的研究結果發現，每天喝 1 ～ 2 杯酒，冠狀動脈疾病、心肌梗塞機率、中風機會都會降低。各位讀者看到這裡，是不是很開心呢？先別高興得太早，因為研究者同時發現，這種酒精對心血管的保護性在「南亞民族」身上沒有。為什麼呢？

台灣接近一半的人具有酒精代謝基因缺陷

台灣也是南島語系、南亞民族之一。根據研究，台灣有 47% 的人，有名為 ALDH2 的基因缺陷，因此肝臟無法製造 ALDH2 酵素。酒精 90%以上都在肝臟代謝，總共有三個階段：也就是從乙醇，接著代謝為有毒的「乙醛」，最後再代謝為無毒的「乙酸」。而 ALDH2 酵素就是第二部代謝「乙醛」的解毒酵素，缺乏這種解毒酵素，乙醛就會堆積並跑到血液循環裡。

乙醛除了是一級致癌物，也會產生自由基與過氧化物、對血管造成發炎破壞導致動脈硬化，也會對心肌細胞直接破壞，造成酒精性心臟衰竭。此外，大家都知道喝酒會造成脂肪肝。而有脂肪肝的人跟沒有脂肪肝的人比起來，動脈硬化的斑塊成分還不一樣。有脂肪肝的人，動脈硬化的斑塊像「奶油餐包」，很容易爆漿破裂、引起急性心肌梗塞。

相較於台灣，美國人只有 10%有 ALDH2 基因缺陷。這也就是西方人那種「喝酒喝健康」的現象，在台灣人身上看不到的原因。相較於台灣，北亞的日韓幸福多了，分別只有 30%、20%的人有相關基因缺陷。

怎樣知道自己是不是「天選之子」？

一個很簡單的指標就是「是否容易臉紅」。黃湯下肚馬上臉紅、心悸、血壓升高，跟乙醛代謝有問題有關，表示你很可能有 ALDH2 基因缺陷。外國人觀察到亞洲人喝酒以後特別容易臉紅，給這種現象起了個有點歧視味道

的名字、叫做「亞洲熱潮紅症」（Asian flush syndrome）。

所以，你是否是那個「天選之子」，能像日本人每天下班後去「喝一杯」，或著韓國人那樣吃炸雞配燒酒，可能要驗一驗才知道了喔。

強化心肺功能 &
恢復元氣五式呼吸法

**非知不可
的心知識
2**

筆者在 2022 年 5 月 28 日中鏢，確診新冠肺炎，隔離那一週是有記憶以來身體最不舒服的日子。先是高燒昏睡兩天，接著扁桃腺發炎，連睡覺都會痛醒。急性期過後，等在後面的是持續很久的乾咳、呼吸不順。

感覺肺部很緊、沒辦法吸飽氣、胸口老是悶悶的，只要一想深呼吸就會引起咳嗽。好像一個禮拜內瞬間老了十歲，元氣掉了很多，連重訓的胸推重量也從 45Kg 掉到 35Kg。

這時候，想起曾經參加振興醫院心肺復健團隊舉辦的「心臟術後心肺訓練課程」，其中有教導「患者呼吸」的環節，這個呼吸法除了對增強心肺功能非常好以外，長期鍛鍊下來，還對提升整個人的元氣也非常有幫助。

同時，台灣在筆者寫這篇文章的時候，已經有超過 10% 的人確診了，所以相信很多人都會有康復後呼吸不順的後遺症，這個「強化心肺功能 & 恢復元氣五式呼吸法」每天各做 15 下，可以幫助訓練呼吸，復健效果也相當好！

筆者自己做了之後感覺不止元氣恢復了，整個重訓的良好感覺也都回來了，在此特別推薦給大家：

（特別感謝「振興醫院心臟重建科心肺復健團隊」蔡蕙羽物理治療師，跨刀協助呼吸復健訓練動作教學與動作指導。）

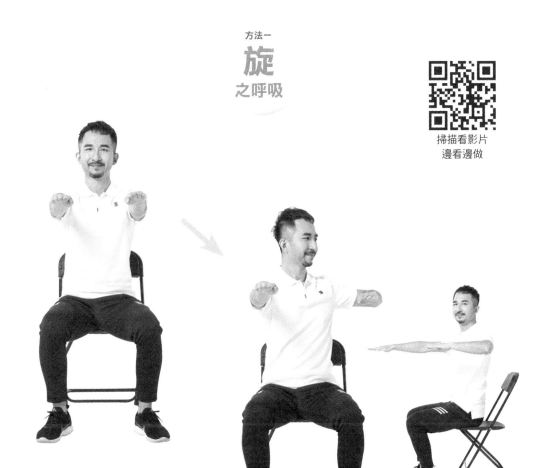

方法一
旋
之呼吸

掃描看影片
邊看邊做

步驟 1
坐姿，雙手臂向前平舉。

步驟 2
軀幹旋轉往後，手臂拉開時
吸氣，吐氣回正。

步驟 3
換邊。

延
之呼吸

掃描看影片
邊看邊做

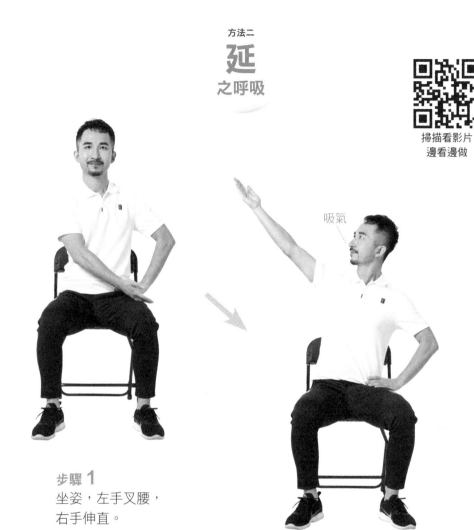

吸氣

步驟 1
坐姿，左手叉腰，
右手伸直。

步驟 2
從左下到右上延展往斜上方時吸
氣，吐氣放下（類似小學生演講
說「大家好」的手勢）。

步驟 3
換邊。

方法三

抱
之呼吸

掃描看影片
邊看邊做

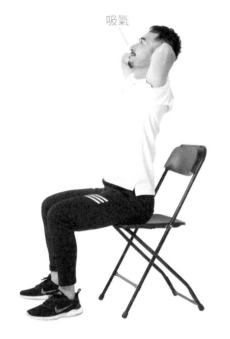

吸氣

步驟 1
坐姿,雙手抱後腦
勺,然後吸氣,胸
口打開,往上提胸
椎並伸展。

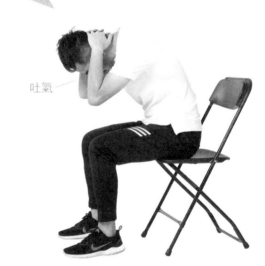

吐氣

步驟 2
吐氣,骨盆往後,胸口與
肩膀放鬆,胸椎彎曲。

密碼 I ／心臟的基本結構與血液循環系統 **039**

方法四
彎
之呼吸

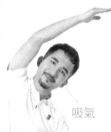

掃描看影片
邊看邊做

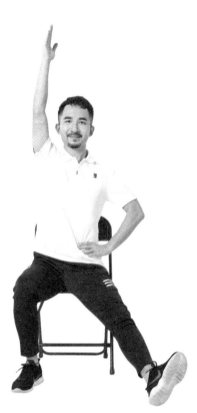

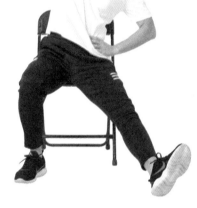

吸氣

步驟 1
坐姿,左手叉腰,左
腳向外 45 度伸直。

步驟 2
右手抬高,側彎時吸氣。

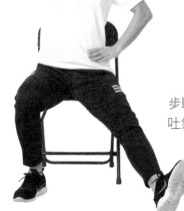

吐氣

步驟 4
換邊。

步驟 3
吐氣,軀幹回正。

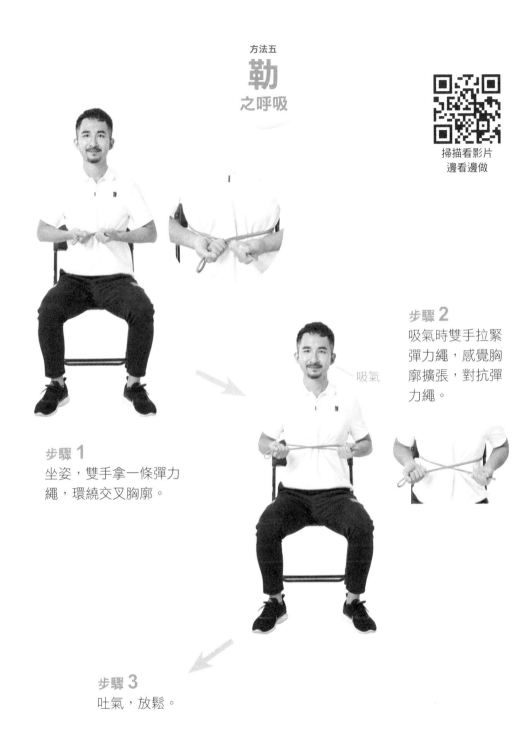

勒

之呼吸

掃描看影片
邊看邊做

步驟 1
坐姿,雙手拿一條彈力
繩,環繞交叉胸廓。

吸氣

步驟 2
吸氣時雙手拉緊
彈力繩,感覺胸
廓擴張,對抗彈
力繩。

步驟 3
吐氣,放鬆。

紅血球的奇幻漂流——淺談血液循環

① 血液循環三大規則

正常狀態下，血液循環必須遵守以下三大定律，當定律被破壞就會出事：

- **單向定律**：血液的流向是「單行道」，也就是說只能朝一個方向移動，反之稱為「逆流」。
- **第二定律——動靜定律**：連接心臟的出，也就是把血液打出去的管路叫做「動脈」；循環後半段，流回心臟的管路叫做靜脈。（口訣：出門運動，靜靜回家）。
- **第三定律——壓力定律**：簡單講就是「人往高處爬、血往低處流」，血液一定從壓力高的地方流到壓力低的地方。

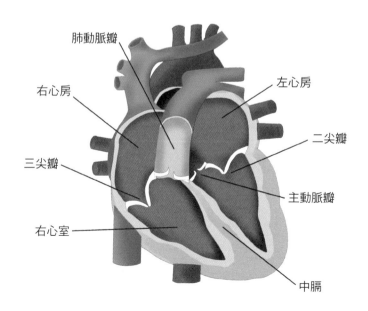

② 血液循環原理

血液裡面含有**血球、血漿**兩個部分，主要功能就是運送氧氣、養分到細胞，然後順路把二氧化碳、代謝廢棄物等物質載走。前者被載到肺部由呼吸排掉，後者則被載到肝臟、腎臟這些廢棄物化工廠處理掉。

同時，高等生物還有「大、小兩套循環系統」，大循環又稱「體循環」，小循環又稱「肺循環」。這兩個循環功能就是可以提高氧氣濃度與輸送效率。負責載氧氣的東西就是紅血球，形狀很像是淹水的時候消防局會派出的救生艇。一個紅血球可以裝四個氧氣，運送氧氣到身體的每一站，現在請你假設是橡皮艇的駕駛員，我們就從左心出發，來一趟「全身氧氣的送貨之旅」吧！相關示意圖如下，給大家參考。

行程一（左心→全身）：（大循環去程）

裝滿「氧氣」的紅血球，從左心室出發，經由大動脈、小動脈，載到身體各部位的器官把氧氣「卸貨」，把氧氣交給器官們使用。

行程二（全身→右心）：（大循環回程）

器官把廢氣（二氧化碳）排到血管裡，與卸載完

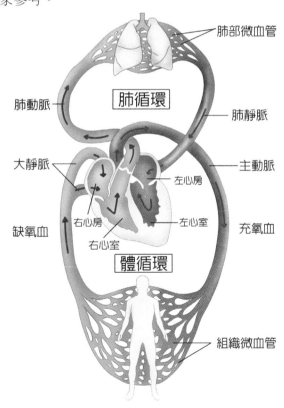

畢「空船」紅血球，順著「靜脈」回去心臟，上半身的靜脈匯集成「上腔大靜脈」，下半身的靜脈匯集成「下腔大靜脈」。

行程三（右心→肺部）：（小巡環去程）

空船紅血球兵分兩路，分別走左、右肺動脈到兩邊肺部，再裝上氧氣。二氧化碳（廢氣）也送到肺部排出去。

行程四（肺部→左心）：（小巡環回程）

裝滿四個氧氣的紅血球，順著肺靜脈流回左心，回到行程一，完成整個循環。

如此一來，我們有生之年，心臟就是會如此一遍一遍無數次重覆下去，只能說是勞苦功高，當之無愧。

③ 臉腫的跟豬頭一樣？上腔靜脈症侯群

有一天門診來了一個大約 50 歲的中年人，抱怨他的頭很腫，其實他不只臉很腫，還「面泛紫光」，而且連脖子、胸腔、雙手都是紫色的，並且胸口爬滿血絲。

X 光片一照，果然是一個超大的肺腫瘤。原來，這個病患是肺癌太大顆，壓到上腔靜脈，所以頭部跟上半身的血液「回不去了」，才會腫起來。

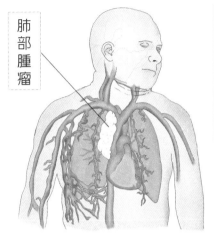

肺部腫瘤

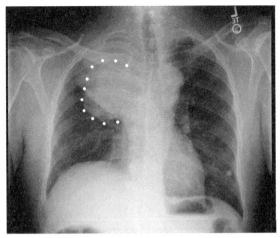

從左圖的示意圖和右圖的 X 光片可以很明顯看到，肺部腫瘤壓迫上腔靜脈，造成上半身腫脹冒青筋。

非知不可
的心知識
3 心臟外科醫師
就像水電工

直到退伍，真的加入心臟外科臨床工作以後，才發現電視劇中總是充滿比較誇張的戲劇化元素。在現實當中，心臟外科醫師的工作固然辛苦，但是除去 15％的超急迫情況，大部分的時間裡，我們的工作很像是一個「**修繕房屋的水電工人**」。

血管塞住了通血管、堵死了另外接一條、有破洞補破洞或裝支架、閥門壞了整修或更換……諸如此類。可以說，心臟外科的工作，就是人體的水電工，負責血液在身體裡流的通暢、養分輸送的順暢，也是維持身體其他部位正常運作最不可或缺的一員喔！

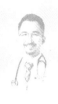

俠醫小整理 🖊

1. 心臟：兩房兩廳的雙引擎馬達。（左心房＋左心室、右心房＋右心室）

2. 血液循環三大定律：單向定律、動靜定律、壓力差定律。

3. 大循環（體循環）：充氧血從左心出發，經由動脈，靜脈，空車回到右心的過程。

4. 小循環（肺循環）：缺氧血（空車）從右心出發，經過肺動脈，肺靜脈，滿車（充氧）回到左心的過程。

一次搞懂最常見的心臟檢查

雖然坊間已有很多相關書籍，網路也隨時可以查到幾百條，甚至是醫師自己寫的「健康資訊」，但是一般民眾閱讀這些資訊的時候，因為本身沒有受過完整醫學訓練，往往難以辨別真假，反倒一知半解。

我在門診與患者接觸以及大量的演講中發現，只要幫助病患（或聽眾）掌握三大方向，人人都能很輕鬆的關心自己的心臟！這三個方向分別是：

心臟三大系統	對應基本檢查	心臟病三大症狀
結構系統 血管系統 電路系統	Ｘ光 心電圖 心臟超音波	喘 悶 亂

心臟構造如上所述和房子很像，有結構系統、循環系統和電路系統等三大系統。這三個系統出問題就會引發各種各樣的病症。心臟科醫師最初的工作，就是去由患者的症狀來判斷是「哪個系統」出問題，接著針對問題安排檢查，進行治療。接下來的章節，就將圍繞著這三點展開。

基本檢查1：抽血 & 胸部X光

① 抽血檢查

除了檢查大家一般知道的血脂肪、膽固醇之外，可以的話最好加做一個發炎指數「hsCRP」的檢查。如果結果是發炎指數大於 3，就可以知道和心血管疾病有高度相關，就要特別小心。

② 當X射線的子彈打穿你的身體

話說 X 光就是一種放射線，基本上是一種「看不見的小粒子」，你抱著的平板就是底片，當放射粒子打出來，被底片吸收的話，片子上就呈現「黑色」，如果粒子在中間被擋住，打不到底片上，就呈現「白色」。放射線的穿透力有限，你照 X 光的時候抱住底片，胸部整著擋在底片前面，然後準備接受 X 射線的「射擊」。

③ X光下各種組織的顏色

當按鈕按下，X 光機打出「散彈槍」打到你的身體，像肺部這種「充滿空氣」的器官，「子彈」幾乎完全穿過，於是肺部在 X 光的片子看起來就「黑黑的」。骨頭、牙齒很硬，最硬的部分可以幾乎完全擋住 X 光，於是骨頭的地方就「白白的」，至於你的血肉軟組織，根據「鬆散程度」不同，大部分呈現介於黑、白中間的某種灰色，相關情形大致如下：

- 骨頭、水：白色
- 軟組織：灰色
- 空氣：黑色

　　胸腔包含脊椎、肋骨、左右肺部、心臟。筆者以自己的 X 光為例如下圖，當作正常 X 光片的基準點。

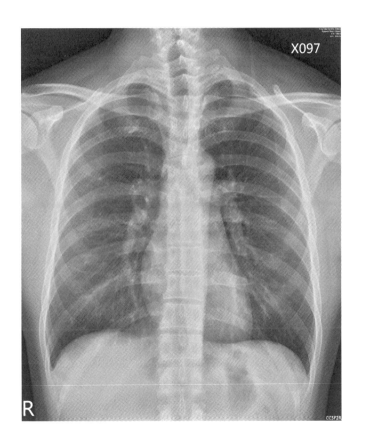

　　接下來，我們就來講有關心臟疾病 X 光的三大看點。

④ 心臟衰竭：心臟『變大顆』

現在請你跟我做一件事：緊握拳頭。

你的心臟「正常來說」大概就是像你的拳頭這麼大。在 X 光上面第一個大重點，就是去量測**「心胸比」**（cardiacthoracic ratio），顧名思義就是「心臟佔整個胸腔的比例」。量的方法很簡單，就是拿尺量一量 X 光上面心臟占了幾公分，然後去除以整個胸腔的寬度，如下圖的 a ／ b 的數值就是心胸比。

一個成人如果心胸比 > 0.55，我們就會稱他**「心臟擴大」**（cardiomegaly），這可不是什麼好現象，表示很可能已經有某種程度的「心臟衰竭」。

下圖是一個嚴重心臟衰竭患者的 X 光片，心胸比的數值 =a ／ b= 0.8，可以說是「超大顆」的心臟。所以呢，在 X 光的世界，「心胸寬大」不是什麼好事情喔！

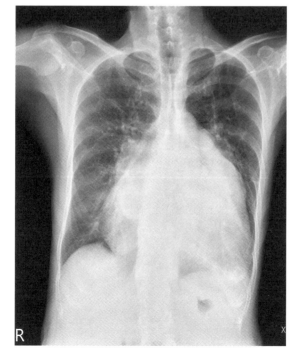

⑤ 肺水腫：花白花白

肺水腫（pulmonary edema），或俗稱的「**肺積水**」指的是體液滲出到肺泡的中間的現象。這樣的情況下，氣體交換困難，所以人會變得呼吸很費力、很喘。心臟衰竭就是肺水腫最常見的原因。

剛剛提到本來肺部應該是充滿空氣的肺泡組織，所以 X 光照起來「黑黑的」。但是假設這樣的肺部裡面「積水」了，由於水分是累積在肺泡組織的間隙中，所以 X 光整體就會看起來「花白花白」的感覺，如下圖。

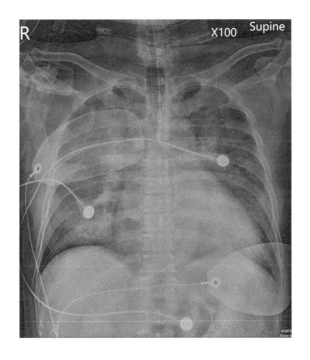

X 光呈現這樣，醫學上叫做「蝴蝶現象」（butterfly sign），就是因為肺水腫兩邊散開的樣子很像蝴蝶的翅膀吧。

⑥ 大動脈瘤、動脈剝離：縱膈變寬

　　整個胸腔除了肺部、心臟之外，其實還有食道、氣管、大血管、脊椎骨等等器官。假設今天大動脈產生動脈瘤、動脈剝離，變得異常擴大，那麼在X光片上面看起來整個中間灰白色的部分就會「變得比較寬」，醫學上稱之為**「縱膈腔擴大」**，這是主動脈瘤或主動脈剝離的徵兆之一。

　　下圖是一個急性主動脈剝離前、後比較圖。可以看到明顯的縱膈腔變寬了，因此後來做了主動脈支架手術。

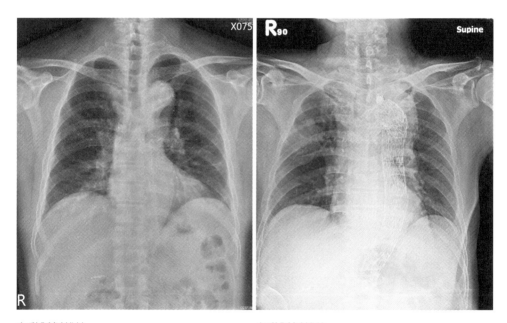

主動脈剝離前　　　　　　　　　　　　　　　主動脈剝離後

X 光觀察重點小結

1. **心胸寬大**：心胸比 > 0.55 心臟擴大、可能表示心臟衰竭。
2. **肺水腫**：雙側蝴蝶樣花白，表示腎衰竭積水或心臟衰竭積水。
3. **中間變寬**：縱隔擴大，可能表示主動脈瘤或主動脈剝離。

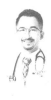

俠醫小整理 ✎

心臟檢查出來有動脈硬化、血管狹窄的話，不需要緊張。在專業醫師的調控下，如果胸痛穩定、斑塊穩定、狹窄狀態不算特別厲害的話，有機會可以用保守治療保養。不僅安全有效，也能避免放支架後的風險與麻煩喔。

密碼 **4**

基本檢查 2：心電圖有三種

心電圖大家應該都聽過，但你可能不知道，常見的心電圖分為三種：躺著做、跑步做、回家做。

① 躺著做：靜態心電圖

門診最常見當天可以安排你馬上做的就是「靜態心電圖」。可惜的是，靜態心電圖只能看出一些明顯的心律不整、陳舊的心臟缺氧，要不然就是等到急性心肌梗塞了才會有變化，而且診斷率不高，大約只有五成左右而已。

曾經有一位 70 幾歲的阿嬤，有一天心肌梗塞送到急診，結果做心導管下去發現三條心臟血管全部阻塞，而且起碼塞了兩年以上，可是她本來平常就有在門診拿高血壓藥，每三個月都有做靜態心電圖，卻都完全看不出異常波形。顯然靜態心電圖在判讀心血管有沒有狹窄這方面，效果很差。

② 跑步做：運動心電圖

有的人心臟血管已經狹窄得很厲害了，可是反正他也沒什麼活動，甚至長期臥床的，也不見得會心肌梗塞，可是同樣程度的狹窄，可能有人一操就掛掉了。像是一位前內政部長，還有筆者朋友的老爸，都是在「登山健行」的時候突然心臟病發，來不及送到醫院就過世。所以，如果常常有胸悶胸痛，做了靜態心電圖看不出來什麼異常，醫師就會幫你安排「運動心電圖」。

傳統的運動心電圖是跑跑步機，但是為了怕有的人跑一跑跌倒，所以後來也有騎腳踏車的。原理就是讓你「操一下」，看看會不會誘發出一些缺氧的異常波形或是心律不整。不過，這項檢查的缺點是，要跑到一定的程度才有判別效果。而現代人大多缺乏運動，可能還沒跑到一定程度就太喘、跑不下去，或是有一些老人身體太虛弱，不適合跑步跟踩腳踏車，那麼就沒辦法使用這項檢查。

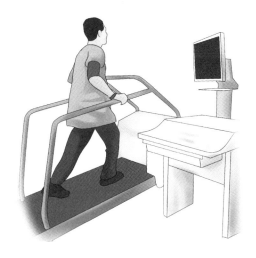

運動心電圖可以檢查是否有異常波形或是心律不整問題。

③ 回家做：24 小時心電圖

　　這是一種把貼片貼在身上，帶著隨身機器再回家去記錄一整天的心電圖。這個檢查跟心血管比較沒有關係，而是偵測一些「偶發」的心律不整。例如有一種心律不整叫做**陣發性心房顫動**，那就像是夏天的雷陣雨，又像是三不五時出現的心儀少女，來一下突然心臟跳得很快，過幾分鐘又平靜下來了。所以，可能在門診診間剛好沒發作，要帶回去記錄一整天才有機會抓到，如下圖。

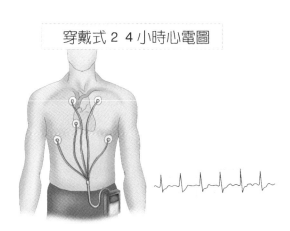

穿戴式２４小時心電圖

基本檢查 3：
普通人也學得會的心電圖怎麼看？

最近一次覺得「心臟快要跳出來」是什麼時候呢？是看到心儀對象的時候？是被老闆叫去辦公室的時候？是股票崩盤的時候嗎？還是，人家告訴你有可能跟新冠肺炎確診者接觸的時候？

你有沒有想過，一分鐘跳 70 下、一天跳超過 10 萬下的你的心臟，有一天如果「亂跳」會怎麼樣呢？心電圖，就是我們檢查心臟最初步、也最好用的工具。下文根據正常與異常的心電圖波形各兩種跟大家分析，讓大家可以一目了然。

① 正常的心電圖

了解心電圖最快速的方式，就是可以根據心跳快、慢、規律、不規律等各大狀況畫出一個四象限圖。以下是正常的心電圖的波紋，不管快或慢都很規律。

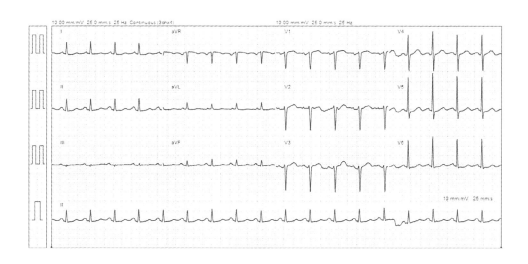

之所以會這樣，就是因為心電圖的判讀非常重要。而所有「叫得出名字」的心電圖異常卻超過百種，一個心臟專科醫師起碼要能夠正確判讀其中 30 種以上才行，而一般其他科醫師起碼也要會看 15 種左右才行。

　不過，一般人不用這麼麻煩，只要大家好好了解以下經過我們歸納起來，如下表格的五種常見的情形，正常的兩種、異常的三種，下次門診或急診也可以跟醫師討教了！

規律性 ＼ 快慢	快的	慢的
規律	1. 心搏過速	2. 心搏過慢
不規律	3. 心室震顫／4. 心房震顫	5. 房室阻斷（電路阻斷）

快的、規律

　心搏過速，通常為正常生理反應，像是看七夜怪談、安娜貝爾，或者躲在棉被裡看小電影時心臟撲通撲通「快要跳出來」，或是「心動」的感覺。

慢的、規律

　心搏過慢，通常是因為年紀大了，心臟電路系統老化導致，嚴重的要「倒點迪」（台語的裝電池，也就是裝心臟節律器的意思）。不過，確實也有部分長跑運動員心臟會跳得很慢，這就是他們能成為這個運動項目的天賦本錢。

② 異常的心電圖

快的、不規律（心房震顫）

看到這種心律就比較棘手，心房震顫常見於心臟衰竭或心臟手術後患者身上，很容易導致心臟功能減損。

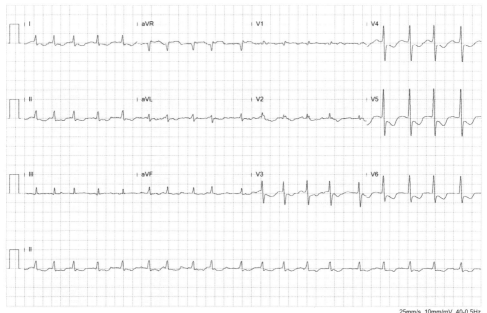

25mm/s 10mm/mV 40-0.5Hz

異常心電圖，快且不規律，屬於心房顫動情形。

快的、不規律（心室震顫）

心室震顫患者會昏倒，必須立刻使用 AED（自動去顫器）電擊，進行體外去顫急救。

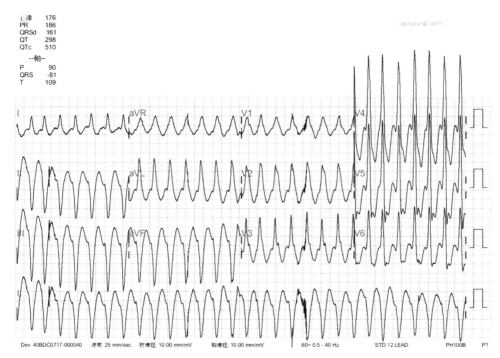

以上的心電圖是屬於「心室陣顫」。可以看出來是屬於跳動快速且不規律的,是一種致命的心率不整,常造成急性休克猝死,需要立刻電擊。

慢的、不規律

　　這是一種「房室阻斷」問題，有分先天原因及後天原因，依嚴重程度不同還細分為四種，以下舉最典型的一種「完全房室阻斷」的波形給大家看。嚴重的也是要裝節律器。我大學同學也是天生這種心律，但人家不僅沒有「倒點迪」，還當桌球社社長，球風快速狠辣。我問他：「為什麼你打球特別猛？」他回答：「智鈞，你知道我的心臟嘛──如果跟對手鏖戰拖太久，我會喘不過來……，所以我自然得儘快結束比賽！」（真是特別的比賽哲學啊！）

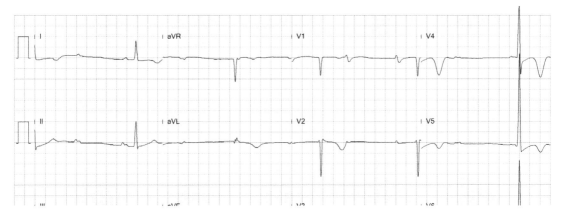

以上的心電圖是「完全房室阻斷」，緩慢而不規律，每個患者差異性大，必須根據患者的狀況來治療。

③ 12 導程心電圖

而所謂的「12導程心電圖」，則是透過從不同方向紀錄心臟的電氣傳導資訊，可以達到兩個作用：

1. 做交叉比對，以協助正確判斷。

2. 記錄「某一區」的心臟異常。

就拿第二點狀況來說，當遇上心臟缺氧、心肌梗塞的時候，臨床上就是由「不同導程反映出的資訊」來初步判斷是哪一區肌肉受損的。比如說可以由特定導程異常推斷心肌下壁（心臟下方區域的肌肉）是否缺氧，如下圖。

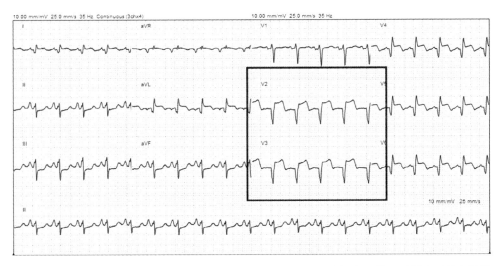

一名51歲男性患者在急診室診斷急性心肌梗塞的心電圖。由方框處異常可以對應到是心臟前壁區域（anterior wall）發生梗塞。

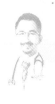

俠醫小整理 🖊

1. 心律不整（心臟亂跳）分快、慢、規律、不規律，心電圖就是紀錄心臟電路系統異常的工具。

2. 「12導程心電圖」則可以看出「心臟某些特定部位」的異常。

3. 公共場所牆上的 AED（自動去顫器），就是可以自動判別心律是否為心室震顫，然後告訴使用者按壓電擊扭。事實上，所謂的心肌梗塞，雖然是心臟血管堵住，引發心臟肌肉缺氧壞死的情況，但是那些來不及到醫院就當場猝死的患者，死因很少是「心臟肌肉壞得太厲害」引起的，反而往往是缺氧肌肉引發「心室震顫」，卻沒有及時電擊而死的。這也是設置這個急救裝置的根本原因。

密碼 6

基本檢查4：心臟超音波在檢查什麼？

如今超音波廣泛地應用在軍事科技、雷達掃描、海底尋寶探測、沈船打撈……等等諸多項目上，當然了，心臟超音波檢查就是其中醫療上一種最廣泛的應用了。

心臟超音波檢查主要是確認心臟有沒有結構性的問題、心臟瓣膜緊不緊、心臟肌肉跳動好不好、收縮力夠不夠強等等所謂的「心臟無力」現象。

另外，現在還有所謂的 3D 經食道心臟超音波會在瓣膜手術等特殊情況使用。

① 三大好處

超音波在心臟的探測上，至少有以下三大好處：

非侵入性

不用開膛剖腹，甚至切開心臟，就能看到心臟內部結構。

即時動態

即便你可以把心臟挖出來看看長什麼樣子（讓我想起一部叫做「魔宮傳奇」的古老電影當中類似的情節），也無法觀察到心臟「實際在運作」的動態情形。

機動性高

超音波檢查儀都有輪子，隨時隨地都可以推到各個角落幫患者做個超音波。

② 三大異常

心臟超音波可以說是心臟檢查裡面最重要的檢查項目，也是心臟內科專科醫師必備技能，也就是「吃飯的傢伙」。以身為雙和醫院「心臟衰竭科主任」的我哥哥為例，一個月就要執行超過 300 例的心臟超音波。透過超音波，主要可以看出心臟的三大異常：

1. 心肌收縮力

有沒有跳得很強？還是弱弱的動不太起來？

2. 結構缺損

心臟裡面有沒有破洞？

3. 瓣膜逆流

門關的緊不緊？有沒有血流倒衝？

我們舉一個常見的例子讓大家知道超音波檢查的重要性。下圖就是心臟瓣膜（二尖瓣）關不緊，導致血流重度逆流的彩色超音波影像。由相關影像可以看出來，這個檢查可以明確看出相關的情形，對診斷有非常好的幫助。

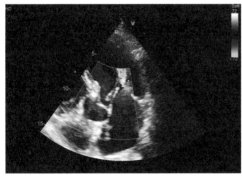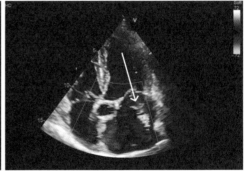

由於心室心房之間的二尖瓣關不緊，進而讓血液倒流，箭頭就是顯示血流的方向。

③ 其他異常

除了上述三項重點之外，心臟超音波還可以看出心臟外面有沒有積水壓

迫（所謂「心包積水」、「心包填塞」），某些角度甚至能看出有沒有大動脈剝離等情形。

　　另外，一般心臟超音波如果沒有特別目的的話，都是從胸部做，又稱為「胸前超音波」。為了某些特殊目的，比如開心手術中，我們會把超音波的探頭從嘴巴插入食道中，從食道裡面照心臟，稱之為「**經食道超音波（TEE, transesophageal echocardiography）**」，另外，目前還有能夠重組平面影像，即時顯示立體結構的「3D 經食道超音波」，提供外科醫師更清晰的手術前後影像，以利手術的進行。

密碼 **7**
進階檢查：電腦斷層跟核磁共振

　　上面三項就是心臟一般的基本檢查，好處是方便快速，而最大的問題是的診斷率不夠，大概只有 3 到 5 成左右，要到很嚴重才會看出異常。

　　如此一來，要怎樣提前並且精確的知道心臟有沒有缺氧？血管有沒有狹窄？如果要知道心血管有沒有狹窄，只能做心導管。但是，心導管畢竟是一種「侵入性檢查」，要對動脈進行穿刺，會有一些風險。所以，報告顯示，做心導管的人只有 20％左右是真的「需要做的」，且有明顯狹窄的。換句話說，就是「篩檢陽性率」只有 20％。所以，有沒有一些「非侵入性」的手段可以來瞭解心臟狀況？有的！

　　電腦斷層跟核子醫學檢查（心肌灌注造影、核磁共振）都可以檢查心臟的「缺氧情形」，那麼要怎麼做得好、做得精準、做得有效？下文和大家分享。

① 進階檢查1：高層次冠狀動脈電腦斷層掃瞄（MDCT）

電腦斷層的原理就像切火腿，把一條火腿切成一片一片。然後靠電腦數位重新組成立體的影像，就可以把冠狀動脈看得一清二楚。

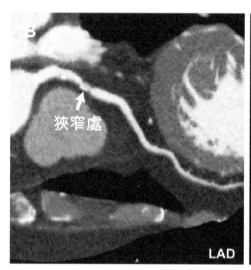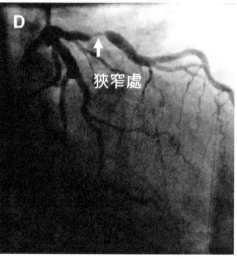

高階電腦斷層重組的影像。圖右：同一個患者實際做心導管檢查的影像，可以看到兩者看到的血管狹窄處「幾乎一樣」。（照片來源：由作者提供）

由上面兩個圖可以發現，冠狀動脈電腦斷層造影可以模擬出心導管檢查的正確結果。同時，心肌梗塞有所謂的「安靜發作」（Silent attack），就是一個人之前完全沒有胸悶、胸痛的前期症狀，突然就發生了心肌梗塞，很可能就是血管已經狹窄很厲害了，但是沒被發現。

所以建議一般民眾，如果發現自己有相關風險，加上已經超過40歲了，

就可以考慮到「醫院等級的高階健檢中心」，以自費方式做一次心血管電腦斷層掃描，才能杜絕心肌梗塞等心臟病突發的可能性。

舉例來說，一位 40 幾歲的中年男性，平常也有健身習慣。他最近就覺得在練舉重的時候推比較大的重量就會胸悶，所以就去看心臟科醫師，並做了以上所述的基本檢查。結果好像沒什麼問題，加上看他練那麼壯，也不像會有心臟病的樣子，就跟他說：「如果真的胸部很悶的話，就去健檢中心排電腦斷層好了。」

結果沒做還好，檢查出來卻發現心臟血管已經有一條很嚴重阻塞了。健檢中心醫師就馬上幫他掛了隔週的心臟科門診，要進一步確認。誰知道這位壯漢可能聽到病情太緊張，還沒等到門診，當天晚上就心肌梗塞發作，送到急診室了。

② 進階檢查 2：核子醫學檢查（心肌灌注造影）

心肌灌注造影是一種核子醫學檢查，主要目的是用來看「心臟有沒有哪個部分局部有缺氧的情形」。有一句廣告台詞說：「肝臟哪好，人生是彩色的；肝哪不好，人生是黑白的。」我們可以把這句話改成：「血管哪通，心臟是彩色的；血管哪不通，心臟是黑白的。」

心肌灌注造影就是這樣，檢查的方法是把藥物打入體內，正常的心肌有血流經過，就會呈現彩色，缺氧的部分就會變成黑色的。由此就可以判斷心臟哪一個部分可能血流不通，且有缺氧狀況，下面兩張圖就非常明顯地顯示出這個情形。

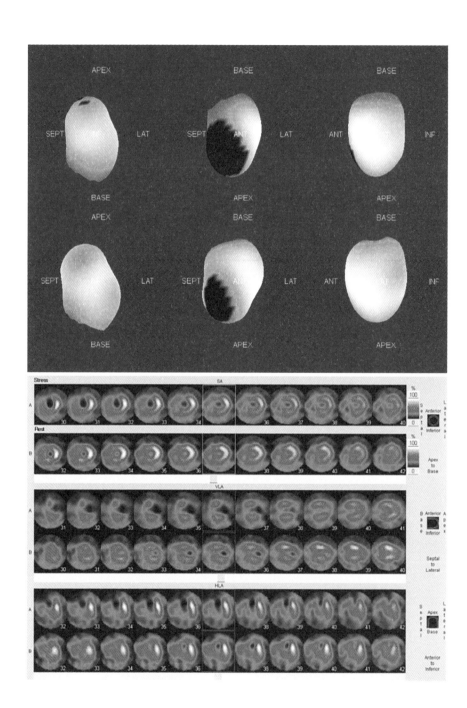

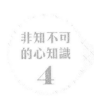

心血管狹窄有機會可以不要放支架嗎？判斷三大指標

因為心血管電腦斷層檢查的推廣，許多做完檢查的患者會拿著報告跑來問我：「楊醫師，我的報告長這樣，我需要做**心導管放支架**嗎？」

他們會這樣問的原因，部分來自於愈來愈多人了解到：支架不是萬能，也並非一勞永逸。放了支架除了無可避免地日後會面臨**再狹窄**的問題（就算是塗藥支架也會），也必須面對服用強效抗血小板藥物的風險。

所以，本文的重點就是告訴大家，什麼狀況下有機會可以不需要放支架？這些患者又該怎麼保養血管？

「我可以不要放支架嗎？」判斷三大指標：

胸痛是否穩定？

胸痛如果是因為血管狹窄、心臟血液不夠造成的，又稱為「心絞痛」。當你出現胸痛的時候，需要進一步觀察自己的胸痛型態是否穩定。

穩定型的胸痛：受觸發才會發生（如運動、大餐後、情緒激動時），而休息或服藥後會在五分鐘內緩解。

不穩定型的胸痛：莫名其妙就出現，不限於運動時，且持續時間久，很難緩解。

斑塊是否穩定？

天下的斑塊並非都是一樣的。

血管內斑塊可以依照質地、成分不同分為四種。簡單來說，如果是鈣化比較多、比較硬的，反而比較不容易破裂，稱為穩定型斑塊。如果斑塊裡面軟軟的脂肪成分比較多，**像爆漿奶油餐包**那樣，比較危險、容易破裂，稱為不穩定型斑塊。例如，像是同時有脂肪肝的患者，動脈裡面的斑塊就比較會是爆漿奶油斑塊。如果你的血管斑塊屬於穩定型斑塊，那麼有機會不用放支架。

狹窄是否嚴重？

重度狹窄的定義為：三條血管超過 50 ～ 70% 的血管狹窄，主幹狹窄或左前降支狹窄。血管狹窄分析出來如果為重度，的確比較有可能促發心肌梗塞。但根據〈循環醫學雜誌〉2021 年的研究顯示，中等程度的狹窄，加上症狀穩定的話，有機會不需要放支架，治療效果一樣安全。

不放支架有哪些治療選擇？

最佳藥物治療	包含阿斯匹靈、乙型阻斷劑、降膽固醇藥物、ACEI ／ ARB 等。
控制危險因子	維持血壓、血糖、血脂穩定，戒菸，建立良好運動習慣。
考慮體外反搏（EECP）	這是一種針對心臟，非侵入性的支持性治療，透過反搏原理增加冠狀動脈灌流壓力，增進心臟本身血流。研究證實，具有改善胸痛症狀、增加運動耐受力、增強表現等功能。

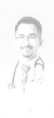

俠醫小整理 ✎

　　電腦斷層心臟檢查是目前最新的心臟血管檢查利器，國外已大量應用於健檢與臨床應用，其特色為快速、準確、無痛，並能提供準確的鈣化分數與血管阻塞狀況評估。電腦斷層檢查為一種非侵襲性檢查方式，檢查危險性較低，並且免住院即可接受檢查，節省非常多時間。

　　冠狀動脈電腦斷層血管攝影可以有效率地幫助診斷因斑塊造成冠狀動脈的狹窄，而斑塊可能是由脂肪、膽固醇及鈣化所形成的，並且沉積在血管壁內，造成血流量變少，嚴重時則會堵塞血管造成心肌梗塞。

　　冠狀動脈電腦斷層血管攝影需要注射顯影劑，因為顯影劑可幫助血管顯影，更能清楚看見血管壁上的斑塊及狹窄程度，供臨床醫師做出最佳之診斷及治療。

基礎 3　動脈疾病的兩大問題：動脈硬化 & 動脈瘤

　　關於動脈疾病的兩大問題就是動脈硬化和動脈瘤。這兩者可以用行李轉盤的概念來說明。

　　出機場時，假設你比較早抵達轉盤，一開始行李沒幾個的時候，一箱一箱掉出來都還算順。但是，卻又可能很久都沒出來，轉盤轉了一圈、兩圈、三圈……愈來愈焦急，忽然間，行李箱們像是一次集合一樣，全部一箱箱快速吐出，瞬間一堆行李就會卡住轉盤通道口，工作人員則忙著趕快把卡住的箱子「甩」到轉盤上。轉盤軌道如果不夠寬敞流暢，吐出行李的馬達再有力也沒用，就會看到堆積如山的景象。

　　這情況就和動脈硬化及動脈瘤產生的情況很像。

　　心臟，與連結在後面的動脈，一如行李輸送機馬達與傳送帶一樣，兩者關係密不可分。一旦輸送道太狹窄，為了維持原來的運送量，馬達就得開強一點，久了馬達就燒掉了。對應到心血管，如果動脈太狹窄，為了維持原來的出血量（心輸出量），心臟就點擠更大力一點，久了心臟就操壞了（心肥厚、心臟衰竭）。可以說，血管管徑粗、比較有彈性，血流就比較順暢，但也不是愈大條愈好，動脈過度擴張就會產生所謂「瘤樣病變」。

　　動脈硬化成的「動脈狹窄」，以及動脈不正常變大造成的「動脈瘤」，就是遍佈你我全身的大小動脈，基本會發生的兩種病變。我們分別探討之。

血管為什麼阻塞？就是動脈硬化搞的鬼

其實大家都搞錯了，動脈硬化才是人類真正的頭號殺手！讓我來說給你們聽。

話說如果有一天你撿到一個「醫療神燈」，裡面跑出一個巨人，祂說：「主人，你可以說出任何你知道的疾病，我可以讓你終生不會得這種病。」你會許什麼願？

如果是我遇上這種機會，我會對神燈巨人說兩個字：「**中風**。」

「中風」的可怕，倒不是因為「致死率」很高；相反的，只有非常少數的人在第一次中風當下就死亡。只不過，死雖不足懼，但這世界上還有遠比死更可怕的事。

① 重新理解十大死因，到底誰是真正冠軍！

動脈
硬化大隊

心臟病、高血壓、
腦中風、糖尿病。

動脈硬化
造成全身中風

血管發炎，斑塊沈
積等，血管硬梆梆。

一個動脈硬化打贏十個癌症

台灣人聞「癌」色變，都以為癌症（惡性腫瘤）是十大死因之首。事實上，當你仔細觀察十大死因的統計表，你會發現，癌症雖以接近三成的比例拔得頭籌，但根據衛生福利部 2021 年的最新數據顯示，癌症死亡的標準化年增率不到 1％；但是，相反的，高血壓年增率卻高達 13％，心臟病年增率則是 4％，糖尿病年增率也有 8％，三者平均下來就是癌症年增率的 8 倍以上。更何況，多數的糖尿病患者，最後也是死於腦中風、心肌梗塞等心血管病變。

打個比方，如果以「殺人大賽」來形容台灣十大死因這前十名的參賽選手的話。你會發現，其實有些參賽選手（因為病症眾多，所以正確地說應該是參賽隊伍）像心臟病、高血壓、腦中風、糖尿病等等，廣義來說都可以被編為同一隊的，這支隊伍的名字叫做「動脈硬化大隊」，歸根究柢來說，動脈硬化就是「病因」，殺傷力遠超任何癌症。

因此，說它是全台灣，甚至全人類死亡威脅的頭號殺手！一點也不為過。

動脈硬化造成全身中風

我們身體裡的動脈血管，本來像通心麵一樣 Q 彈，但因為反覆血管發炎、斑塊沈積等原因，逐漸變得像電線一樣硬硬的，裡面的管腔狹窄、阻塞、不通，血液流不過去，就會「中風」，哪裡的血管堵塞了，哪裡就中風。

脖子、腦部的血管堵住了，就是「腦中風」，就會嘴巴歪掉、手腳不能動；腿的血管堵住了，就是「腳中風」。就像電視廣告常說的「咖麻北皂」（腳麻走不動），嚴重的話傷口就會壞死，甚至要截肢。而心臟的血管堵住

了，就是「心臟中風」，就是「心肌梗塞」，導致心臟組織壞死，最終造成猝死或嚴重的後遺症。

糖尿病的患者，最後的死因，往往也是因為血糖過高引起的「動脈硬化」，多數也是死於腦中風、心肌梗塞、腳缺血壞死感染等「動脈硬化相關疾病」。高血壓也會加重動脈硬化。

可以這麼說，十大死因裡面，心血管疾病、腦血管疾病、糖尿病、高血壓這四者，都與「動脈硬化」脫不了關係，每年總共致死人數佔了 27.5%，所以我們才會說「一個動脈硬化打贏十個癌症」，動脈硬化簡直比「葉問師父」還厲害！

② 動脈硬化的成因：我能「逆轉」嗎？

真正造成動脈硬化的機制蠻複雜的，有新、舊兩種理論學說，但不論哪一種，都是對身體的嚴重傷害，大家皆要以警惕之心來看待此事。

膽固醇斑塊學說

膽固醇斑塊理論主張「膽固醇是造成動脈硬化的元兇」，處理的方法就是降膽固醇，愈低愈好。

你不妨這樣想像：健康、正常的血管像是通心麵或是軟軟的橡皮水管。而硬化的血管，就好比通心麵中間的通道卡了一層起司，變成起司條了；或者水管裡面卡了泥巴，當然就容易堵塞了。真正的血管卡的當然不是起司，也不是泥巴，而是「膽固醇」。

堆在水管裡面髒東西的叫做「水管污垢」，而堆在血管裡面的則稱為叫做「血管斑塊（plaque）」。水管污垢造成「水管狹窄」、水流量不夠，本來

都用噴的，現在只能用滴的，自然水流量大幅降低了。有一天污垢如果太大坨從管壁上剝落掉下來了，很可能會瞬間堵死整個水管，那就斷水了。

如果是血管斑塊造成「血管狹窄」、血流量不足，本來很通暢，現在變成缺血就會造成心絞痛、頭暈、腳麻腳冷等症狀。有一天如果發生斑塊破裂（plaque rupture）從管壁上脫落，很可能瞬間堵住血流，那器官就壞死了，造成腦梗塞、心肌梗塞、下肢動脈急性栓塞等嚴重狀況。

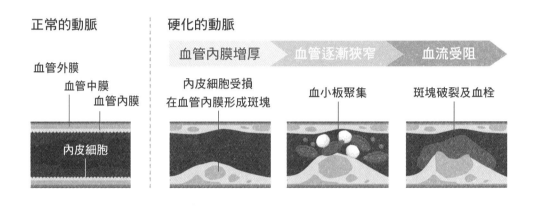

以上就是所謂的「膽固醇斑塊」學說。處理的方法就是降低「壞的膽固醇」也就是低密度脂蛋白（LDL），愈低愈好。但是，我們臨床卻觀察到有些患者，膽固醇降的很低了，可是心肌梗塞還是復發、支架還是堵住了。另外，還有些 30 幾歲的年輕患者，即便膽固醇不高，心臟血管還是硬化塞得一塌糊塗。這是為什麼呢？

顯然，膽固醇斑塊學說並不能完全解釋動脈硬化的成因。因此，就有了「血管發炎學說」。

血管發炎學說

研究發現，斑塊沈積其實是一個動脈硬化的慢性過程。因為，血管最早的病變是從「血管發炎、血管內皮功能受損」開始。

而引起血管發炎的因素有非常多，比如高血糖、三酸甘油脂，或早期糖尿病出現在血液中的糖化終產物（AGE）、脂肪細胞分泌的脂肪素（Adipokines）、食物與腸道壞菌結合產生的氧化三甲胺（TMAO）、抽菸、酒精、慢性壓力賀爾蒙、環境毒素……等等幾十種原因，都會造成自由基與氧化壓力上升，引發血管內皮功能失衡，以及血管發炎，這會促使身體啟動修復機制，低密度脂蛋白會跑過來，被氧化成「氧化低密度脂蛋白（oxLDL）」。

然後血液中的巨噬細胞會來吞噬這些氧化過的低密度脂蛋白，接著死掉、沈積到血管壁，於是才形成硬化的動脈斑塊。這個修復過程，沒有真的修復到血管，反而長期下來造成動脈硬化。

而動脈硬化的過程中，血管會失去釋放一氧化氮（NO）的功能。一氧化氮是讓血管放鬆的重要物質，一旦血管內皮失去釋放一氧化氮的能力，血管無法放鬆，就會造成高血壓。

③ 中風十大風險，暗藏巨大殺傷力

從以上的過程我們可以發現，其實沒有所謂的壞膽固醇，膽固醇是為了參與「修復」血管發炎才變壞的。所以，如果你身體內有血管發炎現象，一昧的降膽固醇是沒有辦法完全防止動脈硬化的，必須從根源來解決血管發炎的問題，才能預防動脈硬化，改善高血壓。

基本上，造成動脈硬化的原因主要分別有有六項，分別是年紀、高血脂

症、抽菸、高血糖、肥胖、高血壓。但從上可知,其實應該還要加上最重要的一個——血管發炎。

　　至於如何「防止血管老化、血管回春」呢?以美國心血管醫學會最新公布如下圖的「十大可降低中風風險的因素」來看,只要朝這十個方向努力改善,可以有效的降低風險是絕對不會錯的。

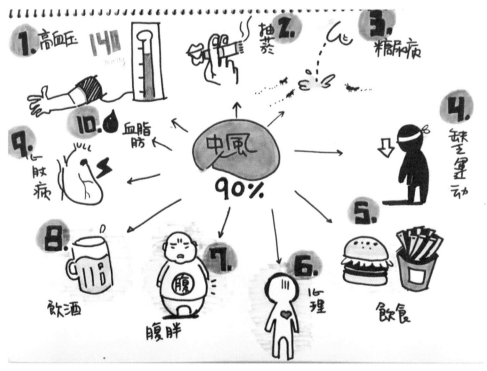

作者手繪的「十大可降低中風風險的因素」圖,是非常好的參考圖片。

猜猜看，這十大因素裡面，哪一個殺傷力最大？答案是「**缺乏運動**」。統計顯示，以抽菸來說，菸癮最重的人比起一根都沒抽過的人，心血管疾病風險也不過多出 40%；其他的糖尿病、膽固醇的最高風險值基本上也落在 20%～ 30% 左右。各位要不要猜猜看：都不運動的組別比起體育鍛練程度最好的組別，心血管疾病風險可以相差到多少？答案是 500%！

　　因此，如果醫療神燈巨人能夠讓我重新許願：許我一個這輩子不會得「某種病」的願望，我一定會說：「讓我不要動脈硬化吧！」可惜，這個世界上沒有神燈巨人，不過好在還有俠醫。如何保養我們的心血管？我將在本書後面詳述。

密碼 9

動脈瘤是什麼「瘤」？

　　老北北走進門診，神色凝重地坐下來。一旁約莫 30 多歲的兒子開口問道：「醫師，我們去健康檢查，那邊的醫師說我爸爸長了動脈瘤……」

　　我：「喔，那你有帶光碟片來嗎？我看一下。」

　　兒子很驚訝於我一派輕鬆的樣子：「醫師，我爸爸這個動脈瘤……會不會轉移？開刀開得乾淨嗎？還是打化療？」

　　哈哈，這位兒子誤會了，動脈瘤不是惡性腫瘤（癌症）！

① **動脈的「瘤」是什麼？會轉移嗎？**

　　在心臟外科的門診裡，假如你跟患者說他們有動脈瘤，最常見的患者反

應就是馬上臉色大變，接著問你：「這⋯⋯這是良性的還是惡性的？」。

國人聞癌色變，腫瘤最怕是「惡性腫瘤」。身體哪裡長瘤，就想著需不需要切下來化驗、打化療⋯⋯等等。甚至當我介紹「微創支架手術」（下面章節會再詳細說明）的時候，都還有人會誤會：「微創放支架？這樣開的乾淨嗎？瘤留在身體裡面沒關係嗎？」之所以會有這樣的誤會，是因為翻譯上的誤差。

② 血管瘤：灌水球的概念

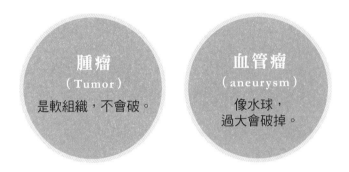

所謂「腫瘤」（Tumor）簡單講就是「肉瘤」。原本在拉丁文中的 Tumor 一字，意思為「突起物」，突起物外面摸起來就會有「腫腫」的感覺，所以中文翻譯就叫做「腫瘤」，本質上是軟組織。

至於肉瘤的成分是什麼，的確就要切下來化驗看看，確認到底是「良性肉瘤」（benign tumor）還是「惡性腫瘤」（malignant）的。

但是，「血管瘤」是完全不一樣的概念，其實在原文拉丁文裡根本就是不一樣的字，叫做「aneurysm」，中文意思是「不正常的膨大」，中文裡面

沒有對應的字眼，所以因為外面也「摸起來種種」的性質，通通就把它叫做「瘤」。

對於血管，我們一般都很怕「狹窄」，但是反過來說，血管不正常的膨大，就會演變成「血管瘤」，太大就會破掉。簡單講，血管瘤應該理解成「水瘤」，就像灌水球一樣，根據表面張力原理，一個水球越大表面張力就越大，皮就越薄，超過限度就會爆掉。

動脈瘤爆掉會怎樣？「腦動脈瘤」爆掉就會「腦出血」。大動脈瘤爆掉就會「胸腔出血」、「腹腔出血」。動脈瘤爆掉出血是很可怕的，因為動脈血壓很高、流血流得很快，常常會導致休克，是臨床上必須開急診刀的狀況。發明相對論的愛因斯坦，就是腹主動脈瘤破裂死掉的。關於動脈瘤的治療，後面章節還會提到。

非知不可
的心知識
5

羅斯福總統的
致命高血壓

西元 1945 年 4 月 12 日，即將帶領美國打贏二次世界大戰的羅斯福總統，正由畫師為自己繪製畫像。但剛開始沒久羅斯福就突然說了一句：「我頭痛得要命！」隨即便昏迷過去，不省人事。當時老總統的血壓高達 260 ／ 150mmHg，醫師診斷為大量腦出血。當天下午 3 點 35 分左右，這位二戰巨頭旋即離世，享年 63 歲。留下的那幅「未完成的總統肖像」給世人無限感慨。

嚴重的高血壓會像是將你的血管從 Q 彈通心麵變成脆笛酥那樣，導致動脈硬化，進而造成包括心肌梗塞、腎衰竭、腦中風、腦出血，以及主動脈剝離等多種致命疾病，相關進程如下圖。藝人小鬼，以及納豆，都是高血壓的

受害者，也因此付出了極大的代價。

　　高血壓的標準，已從早先的超過 140 ／ 90 mmH 下修到 130 ／ 80 mmHg。而任何人血壓只要超過 120 ／ 80 mmHg，都必須非常注意，可能已進入「高血壓前期」，意味著動脈血管開始失去彈性、逐漸硬化，是嚴重的健康警訊。

　　儘管現在人人都知道高血壓是一種慢性病，但許多人卻仍然輕忽它的可怕。對於高血壓患者來說，保持血管健康、維護血管彈性、維持血壓穩定，是人生中最重要的一件事。

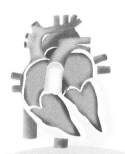

Chapter

1

—

常見的心臟
三大疾病（一）

疾病 1　身體馬達沒力了！——心臟衰竭

　　80 歲的老阿嬤非常緩慢地走進門診，骨瘦如柴，體重只剩約莫 40 公斤。在護理師的攙扶下才能坐在診療椅上的老阿嬤蜷曲著脊椎，身體稍微前傾，眼睛緊閉、眉頭緊皺，肩膀隨著費力、但十分淺快的喘氣一起一伏。事實上，這是她唯一能夠感覺比較舒服的姿勢，甚至晚上睡覺也喘到無法平躺，必須像這樣子坐著睡才勉強能夠呼吸。

　　阿嬤的病叫做「心臟衰竭」，心臟的功能僅剩正常的 17 ～ 18%，不到正常人的 1 ／ 5，這麼嚴重的心臟衰竭連吃飯，甚至呼吸都無比疲累。

　　說到心臟衰竭，患者最常問的一句話就是：「醫師，我心臟衰竭會不會好？」我往往只能老實地回答：「很抱歉，就跟房子老了一樣，心臟衰竭是不會好了，只能延緩退化。」

　　所謂的心臟衰竭，指的是心肌細胞的退化造成的心臟愈來愈虛弱的情形。但很可惜的是，心肌細胞是完全分化的成熟細胞，無法再生。過去一些號稱讓心臟幹細胞再生的研究，也都被證實是騙局，目前科學家還沒有找到能讓心臟衰竭逆轉的方法。

　　因此，心臟衰竭可以說是一種**「不治之症」**，死亡率甚至超越所有的癌症。

　　根據統計，年紀 85 歲以上的患者，每年超過一半會死亡（男女略有不

同）。而如果曾經因為心臟衰竭住院，那麼醫師便可以直接宣判：「能活超過五年的機會不到 25%。」

心臟衰竭，可以說是所有絕症中的「魔王級絕症」，最好的治療，就是預防。這一章我會從以下四個主題來介紹：

- 心臟無力有什麼症狀？
- 如何正確診斷心臟衰竭？
- 心臟衰竭開刀、吃藥治得好嗎？
- 如何鍛鍊心臟、避免心臟衰竭？

密碼 **10**

我好累，動一下就喘，難道是心臟無力嗎？

曾經有一位非常資深的保險業界講師問我：「智鈞，客戶常常講『**心臟無力**』，診斷書上面可以這樣寫嗎？」

打個比方，假設我們說一個朋友「心情沮喪」，跟說她有「憂鬱症」，兩件事情是有差別的。心情沮喪指的是一種狀態，而憂鬱症則是正式的臨床醫學診斷」，需要符合一定的條件：例如持續兩星期情緒依舊無法恢復、影響正常生活等等。

相同的，「心臟無力」四個字跟「心臟衰竭」，也存在本質上的差異。心臟無力單純是一種「狀態描述」，而心臟衰竭則是正式的「醫學診斷」，需要符合相關的診斷條件才行。

所以，診斷書上能寫的是「心臟衰竭」，沒辦法寫「心臟無力」。

① 心酸的感覺：心臟衰竭兩大症狀

　　舉啞鈴舉個 10 下可能就會讓你的二頭肌感到痠痛了，相對的，心肌雖然每天收縮超過 10 萬下，也從來不會感覺到「心肌痠痛」。心臟衰竭的時候，心臟本身也不會有任何痠痛無力的感覺。相關症狀主要有兩種：

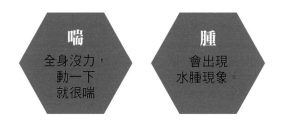

症狀一：喘

　　這個很好理解，跟你一起跑步的團友，有的可以跑個好幾十公里面不改色，有的跑個一條街就喘到不行，心臟「快要從胸部跳出來」了，我們常常會笑這些傢伙缺乏運動「心肺功能比較差」。

　　可是，就算是再怎麼缺乏運動的傢伙，只要健康狀況還好，也不至於走個兩步、爬個樓梯，甚至刷牙、洗臉等基本日常起居都會喘。

　　這個狀況醫學正是描述叫做「運動耐受度下降」，白話講就是「沒擋頭」，心臟沒力不會「感到心痠」，但是會全身沒力，稍微動一下就很喘。

症狀二：腫

　　颱風天淹水的時候，消防隊會出動「抽水機」來幫忙把積水排掉。記得有一次連台北捷運站裡面都淹水了，原因是因為「抽水馬達故障」。

心臟也是一種「抽水、排水的幫浦馬達」，所以，心臟衰竭就像抽水馬達故障一樣，會造成「積水」的現象。

此外，本書所述「心臟衰竭」，特別是指大多數患者常見的「左心臟衰竭」，「右心臟衰竭」狀況比較特殊，不在本書討論之列。

最後，也請大家猜猜看：你覺得心臟衰弱沒力的時候，心跳會變快還是變慢？答案是：變快。本來馬達夠力的話，一分鐘打個 60 下就夠身體用了，現在馬達弱了，就得多打幾下才夠。所以，衰竭的心臟常常會合併出現心跳過快的情形。

② 身體積水！

身體哪裡會積水？主要表現在三個地方：

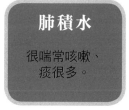

肺積水
很喘常咳嗽、痰很多。

腿積水
兩腳都腫，手按會陷進去。

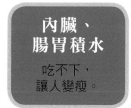

內臟、腸胃積水
吃不下，讓人變瘦。

肺積水

像是把一塊洗車海綿按到水桶裡拿起來一樣，本來充滿空氣、乾爽的肺部，變成整個泡在水裡整個肺部濕濕黏黏的，聽診器一聽嘩啦嘩啦黏黏的呼

吸聲音。患者也會很喘，而且這種喘伴隨著常常咳嗽、痰很多，有一些非常嚴重需要緊急插管的患者甚至會像泡泡龍一樣，從氣管不斷的冒出泡泡。

腿積水

也就是下肢水腫，兩隻腳都腫腫的，手指用力按下去就像麵團陷進去一樣，彈不起來。

內臟、胃腸積水

腸胃水腫的話，吸收不好，容易吃不下，會讓人變瘦。所以，我們如果看到一個老婆婆坐在那裡喘、腳很腫、人卻很瘦，這種現在叫做「心因性惡病體質」（cardiac cachexia）；而肝臟水腫會看到肝指數上升的現象。

如上所說，如果有「喘、腫」的現象，很可能表示這個人「心臟無力」了，至於他到底有沒有臨床定義的「心臟衰竭」？嚴重到什麼程度？要做什麼檢查？就是我們下一章會介紹的。

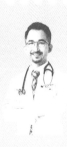

俠醫小整理 ✏️

1.「心臟無力」是症狀描述，「心臟衰竭」是醫學診斷。
2. 肌肉無力會「肌肉痠痛」，「心臟無力」不會「心痠」，但會「腫跟喘」。
3. 吃不下＋瘦巴巴＋動動喘＋腳腫腫 ＝ 八成有心臟衰竭。

怎麼檢查心臟有沒有力？

打個比方，如果一個人說「我沒錢」，那麼他到底有多沒錢呢？同樣戶頭剩五萬，對有的人來說還可以支撐兩三個月，對某些人來說可能一個星期都過不下去。所以，我們可能要從「日常生活短缺狀況」＋「存款餘額」兩項指標，來綜合評估。

同樣的，一個人說「我心臟沒力」，到底有多沒力呢？同一個患者，有的醫師說：「我覺得輕微衰竭罷了」，另一個醫師可能說：「我覺得已經很嚴重了」，那到底這個患者心臟衰竭有多嚴重呢？

為了解決這個問題，醫學上利用「**生活功能**」，以及「**心臟效能**」兩大指標，替心臟衰竭的程度做出分級，成為醫師溝通分類上的共同語言。

① 用「生活功能檢查表」確認

心臟衰竭會造成身體機能退化、生活功能跟滿意度下降。但是，「生活功能」是個蠻主觀的感覺，摸不著也量不出來。不過，美國心臟醫學會利用很多問卷（其中的一種我們後面也會提到），評估各種不同階段的心臟衰竭患者的生活功能，最後再統一分類。因此，根據心臟無力的生活功能受限程度，做出一個「生活功能檢查表」，可分為下表的四個等級：

級別	活動能力
第一級	活動力完全正常、走路、爬樓梯都沒問題。
第二級	輕度衰竭，休息的時候不會喘，活動的時候會喘。
第三級	中度衰竭，休息的時候還好，但走路不到 100 公尺就會喘。
第四級	重度衰竭，輕微活動、甚至連休息都會喘。

（資料來源：美國心臟醫學會）

這樣的分類目前也成為世界通用的分類標準，讓全世界的心臟學家也有了共通語言。只不過，功能性分類在描述上過於簡略，因此另外有一些機構設計的問卷可以幫助一般人「評估」自己是否有心臟衰竭症狀：

例如以「美國堪薩斯心肌病變問卷」為例，就是透過詢問患者在過去兩週內的生活功能與症狀描述，以每個問題分成 1 ～ 5 分（分數愈高程度愈嚴重）來協助評估，列表如下：

問題 1. 過去兩周內，你對於進行以下活動感覺受限程度（會覺得很喘）如何？（1 ～ 5 分）

心臟衰竭評估表

活動	程度（1 ～ 5 分）				
	1	2	3	4	5
洗澡					
走一條街（約 300 公尺）					
趕公車、小跑步					
腳踝腫脹					
休閒活動					
幫忙做家事					
拜訪朋友					
分數小計					

以上就是經由評估「造成多少活動度受限」，將心臟衰竭的嚴重程度分為四個等級的做法。至於心臟到底實際上退化多少（心臟效能），則需要借助「心臟超音波」來檢測。

② 以超音波檢查確認心臟效能

如何觀測活體心臟的「內部運動情形」曾經困擾人類很長一段時間，直到超音波技術出現（相關細節請見上文，這裡不贅述），人類才打開這個「潘朵拉寶盒」——讓心臟各種的狀況才因為這樣得以被看見、了解與證實。

同時，隨著心臟超音波技術的長足進步，從最初沒有影像，純粹只有波形的超音波，到能夠聽到聲音的 M 模式，再到彩色 2D 超音波，甚至 3D 超音波，最後到最新的「即時動態 3D 超音波」，讓我們愈來愈能「窺見心臟真實的動態」。

另外，除了心臟超音波外，另一項用來評估左心室功能的高階檢查是「心臟核磁共振」，以後有機會再介紹。

而針對心臟衰竭這部分，心臟超音波主要可以看出以下四種相關的狀況：

心肌收縮力	心肌厚度	心房心室	心臟瓣膜
心臟打得好不好？主要是「左心室射出分率，left ventricle ejection fraction, 簡稱 LVEF」。	有無心肌肥厚？	內部空腔有沒有脹大？中膈有無缺損？	有沒有毀損？瓣膜狹窄或瓣膜鬆脫？

其中，則以「心肌收縮力」這部分最重要，評估心臟衰竭與否，**也就是心臟效能，基本上就是以「左心室收縮分率」來分級**，說明如下：

心臟效能分級表

程度	判定	說明
不到 30%	重度無力	
30～39%	中度無力	
40～49%	輕度無力	
50～70%	正常	中位數是 60%，真實的情況大概就像我舉的公式裡面的數字。
超過 70%	心臟過動、太強	不一定是好事。

以最重要的「心臟移植」來說，評估是否要做移植的其中一個標準就是：「左心室射出分率小於 20%」，因為，這時候表示心臟幾乎已經跳不太動了，自然要慎重考慮做移植手術了。

③ 結語：人體的「自癒力」

以生活功能檢查表和心臟超音波檢查得到的「效能分級」，就是評估心臟衰竭的兩大指標。

你或許會問，為什麼需要這兩個指標？難道會有人超音波看起來心臟跳動得還可以，臨床上卻喘到不行；或者明明超音波看起來心臟射出分率只有 20～30%，但是生活功能卻還不錯的嗎？

還真有。我的一位中年男性患者，因為心臟血管塞得亂七八糟，心臟長期缺血，功能只剩約 30％。經過繞道手術以及術後復健後，生活功能還能從第三恢復到第一級，並且最後還可以返回原本已經辭職的工作崗位。這也可以算是一項奇蹟了！

還有另外一位超過 80 歲的老阿嬤，心臟超音波檢查射出分率只剩18％，換了人工瓣膜。經過復健調養後，營養慢慢恢復到晚上能躺平也睡得著，精神也好起來。

以上這兩個實際案例都顯示，身體確實具有一定的調適能力。超音波檢查所呈現出的嚴重程度，與臨床症狀嚴重程度未必會旗鼓相當，所以需要綜合評估。如何從中看出對每個心臟衰竭患者「最有價值」的治療方法，正是心臟內外科醫師的技術與藝術了！

畢竟，當全世界都放棄救治心臟衰竭患者的「**希望**」的時候，我們心臟科醫師就是要做保住留在潘朵拉寶盒裡面「**唯一希望**」的那個人啊！

密碼 **12**

心臟衰竭竟然是「不治之症」！
比癌症更可怕？心臟衰竭怎麼醫？

上面我們說到，心臟衰竭是比癌症更可怕的不治之症，因為心肌退化是無法復原的。那難道說，如果有一天得了心臟衰竭，那就完全無法治療嗎？

是的，心臟一旦到了「心臟衰竭」的程度，當然就不大妙了。只不過，根據「病因」的不同，只要分別進行適當的治療，還是可以獲得很不錯的效果。下面我們就來介紹心臟衰竭的三大病因，以及三大治療類別。

① 心臟衰竭的三大病因

　　一個人「失業」了，可能原因有很多，不過大致可以歸類於兩種：**自己的因素**或**環境的因素**。如果是工作能力變差，就是自己的因素；但是像因疫情公司倒閉，就是環境的因素。心臟衰竭也是一樣，病因區分為「**心臟本身的因素**」，以及「**心臟以外的因素**」。

　　心臟本身的因素又分為三項主要原因：

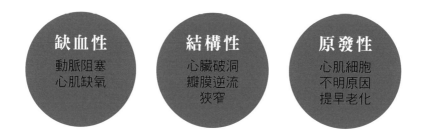

病因 1：缺血性心臟病

　　因為冠狀動脈阻塞、心肌缺氧壞死，造成心臟機能損傷。

病因 2：結構性心臟病

　　包含先天性心臟病，如心臟有破洞、瓣膜逆流、狹窄等，因為先天結構異常，心臟運作比較費力，所以會提早衰退。

病因 3：原發性心肌衰竭

　　也就是心肌細胞本身不明原因提早老化衰竭。如果你在醫學名詞中看到「原發性」三個字（英文：idiopathic），多半代表很難治療，很大一部分都

是「病因不明」，或天生的、跟基因有關。

至於心臟以外的因素就很多了。常見的就有長期高血壓、肺部疾病、酒精性心肌病變、甲狀腺或其他內分泌疾病、腎臟疾病、藥物中毒、過度肥胖等等。

就以酒精心肌病變（Alcoholic cardiomyopathy）來說，它的定義是指「長期酗酒造成的心肌病變、心臟衰竭。所謂的「長期酗酒」定義就是：每天飲用超過 80 克的酒精，約相當於 5 瓶半 375cc 的啤酒，或是 200cc 的高粱，同時持續超過五年以上的意思。

五月天樂團的偶像──「槍與玫瑰樂團」傳奇吉他手 Slash，年僅 35 歲就被診斷出「酒精性心肌病變」。所謂「喝酒喝到暴斃」有時候就是這樣引起的。

② 心臟衰竭的手術治療

可以分為「病因根除」跟「衰竭支持」兩大方面，說明如下。

病因根除 1	病因根除 2	病因根除 3
搭橋、繞道手術，瓣膜修補，或置換	藥物治療、瓣膜手術、術後復健。	手術接通心肌細胞，術後功能愈來愈好

病因根除 1：針對心臟衰竭的原因做手術

比如說有血管阻塞的話，就打通血管或做搭橋、繞道手術；有瓣膜的問題的話就做瓣膜修補，或置換手術。

這類手術的目的有兩個：第一是避免心臟衰竭持續惡化，第二是改善患者症狀。而值得注意的是，這樣並不會「直接改善已經衰竭的心臟」。換句話說，要手術要趁早，否則效果有限。

因為台灣人傳統上聽到心臟要開刀就害怕，常常在一開始發現病變還不厲害的時候不願意開，非等到喘到受不了，也就是症狀加劇了才願意開。這時候常常心臟已經衰竭，不僅身體的條件變差了，手術的效果自然也會大打折扣。

再者，有些病患開完刀以後，即使症狀好轉，但家屬也會在門診質疑：「明明都因為心臟衰竭開刀換瓣膜了，為什麼心臟功能沒有進步？」其實也是因為太晚來開刀的關係。

病因根除 2：先支持性治療，再手術治療

舉例來說，余老阿嬤已高齡 83 歲，因為心臟嚴重衰竭（功能不到正常人的 20%），心臟瓣膜毀損，喘到連吃飯都很辛苦，甚至躺著睡覺都是奢求，生活品質非常差。

阿嬤先是經過內科藥物支持性治療，調養身體後，轉由心臟外科手術換上新的瓣膜，並且輔以術後積極的復健，加上最新心臟衰竭藥物使用，雖然超音波上心臟功能沒有明顯進步（畢竟已經是強弩之末了），但症狀大幅改善，不怎麼喘、吃得下、睡得著。

阿嬤的女兒跟我說：「楊醫師，沒關係啦，雖然超音波看起來心臟功能沒有進步，但我覺得我媽媽開完刀體力變很好！」我問：「你怎麼知道？」，他回答說：「因為她又可以跟我吵架、大聲罵人了！」

病因根除 3：手術接通心肌細胞，術後功能愈來愈好

心臟過去被認為是「分化成熟」的器官，意思是不會有新的細胞新生、無

法自我修復。不過近年來許多研究正在挑戰，甚至推翻這個觀點，特別是在因為冠狀動脈長期阻塞導致心臟衰竭的病患之中，可以看到患者因為接通血管、喚醒許多本來「奄奄一息」的心肌細胞，術後心臟功能愈來愈好的例子：

　　未滿 40 歲的鄭先生，因為急性心肌梗塞入院。三條血管嚴重堵塞，一問之下才知道，這已經不是他第一次被診斷冠狀動脈疾病。開刀前，心臟功能只剩下 22%，還有瓣膜嚴重逆流問題。經過手術接通四條血管、修補瓣膜，再加上藥物支持與術後復健，我在門診發現患者狀況一次比一次好，心臟功能一個月內已經上升到 28%，半年後又上升到 31%！我半開玩笑地跟他說：「ㄟ，你心臟功能一直進步，現在已經不符合換心的資格了。」他聽一聽也笑了。

　　總之，如果心臟有「可以被手術矯正」的問題，解決這個問題絕對是治療心臟衰竭的第一步。

衰竭支持：針對心臟衰竭本身做手術

　　如果心臟已經無可救藥了，就要考慮支持性的手術，比如像漫威電影〈鋼鐵人〉一片當中的男主角東尼・史塔克（Tony Stark）一樣，裝一顆核反應爐的心臟！！！呃，雖然現在還沒有這種技術，不過我們還是有幾種類似原理的選擇：

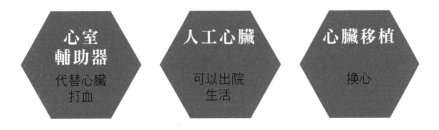

心室輔助器
代替心臟打血

人工心臟
可以出院生活

心臟移植
換心

- **心室輔助器**：把馬達裝在心臟上面，代替心臟打血。所以還有分左心室輔助器、右心室輔助器。
- **人工心臟**：直接裝在病患體內，可以出院生活的人工心臟。
- **心臟移植**：所謂的「換心」。（有一部韓劇叫做〈盜心者〉，就是以心臟移植為背景的故事。描述年輕心臟外科醫師的男主角，為了替心臟衰竭的媽媽換心臟，不惜背叛恩師，偷偷把原本要裝給另一個患者的心臟偷走的故事，還蠻精彩、寫實的，推薦各位觀賞）

③ 心臟衰竭的藥物治療

傳統治療心臟衰竭的藥物包括利尿劑、乙型阻斷劑、毛地黃、ACEI、心律調節藥物（Amiodarone）、血管舒張劑……等等諸多的藥物可以選擇。

不過，除了傳統藥物之外，心臟衰竭藥物目前已經有很大的突破，可以大幅降低心臟衰竭患者的死亡率，並在符合條件的狀況下健保會給付。我自己的經驗也發現，在適當條件的病患身上的確可以觀察到很好的效果，臨床上改善很多！

近年來，心臟衰竭的藥物治療取得許多突破性的進展。比如口服藥物健安心（Entresto，學名：Sacubitril／Valsartan）與康利來（Coralan，學名：Ivabradine），這兩種藥物有研究證實可減少20%的死亡與住院事件。另外，原本使用於糖尿病的排糖藥 SGLT2 抑制劑，也被證實可以大幅改善心臟衰竭患者的功能與症狀。

另外，注射藥物如心得適（Simdax，學名：Levosimendan）。這是一種新型的強心劑，對於中度的缺血性心臟衰竭特別有幫助。傳統的強心劑就好比一匹馬跑不動了，你抽牠兩鞭，牠可能會跑快一點，但是會更早死掉。而這

種新型強心劑就好比讓馬吃「大還丹」，心臟不僅能夠跳得更好、還有利於修復。不過，本藥品目前屬自費項目，健保未給付，提供給大家參考。

④ 心臟衰竭的支持治療

關於這方面的支持療法，也就是手術和藥物以外的治療方式，大致分以下四個方面：

心室節律器

應用在心臟衰竭上面的心室節律器簡稱「CRT」（Cardiac Resynchronization Therapy），可以調節心臟跳動，或者在心臟突然亂跳等必要的時候給予電擊。

體外反搏系統

一般都用簡稱「EECP」稱之，英文全文是「Enhanced External Counter Pulsation」，可以促進心血管血流、改善心臟功能。

危險因子控制

主要就是著重控制飲食、抽菸、喝酒、高血壓、糖尿病、膽固醇等因素。

運動治療

雖然心臟衰竭患者最初的典型症狀就是「沒辦法運動或活動一下就喘到不行」，不過，有計畫的運動訓練，經過研究確實能夠幫助心臟衰竭病患的死亡率下降 30%。

2015 年，心臟學界的指標性期刊〈Circulation〉刊載了一篇名為「運動做為心臟衰竭治療一環」的文章中，更詳細地分析並給出了以上的建議。而我則大膽預言，在未來的十年內，專門針對心臟病患者，包括心臟衰竭患者，的運動處方與實踐將會愈來愈被重視。

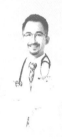

俠醫小整理 ✏️

　　以往，心臟衰竭都被視為「比癌症更可怕的絕症」，「心臟移植」則被視為最後手段。但在器官來源卻很缺乏的情況下，患者或家屬往往等到萬念俱灰，最後的日子過得毫無品質。所以，在心臟衰竭的治療裡面，「減輕病苦」常常是最重要的目標。

　　但是現在，隨著治療方式的多變，在手術技巧的進步、人工心臟普及、最新藥物突破、發展運動治療……等等綜合療法的加乘下，已經可以獲得相當不錯的治療成果。

　　筆者都會鼓勵患者與家屬，絕對不要灰心喪志或聽信偏方，務必諮詢專業的心臟衰竭團隊提供協助，相信都可以獲得最多的幫助和最好的效果。

吃什麼保健品能補心臟？

常常有朋友或患者問我：「要吃什麼保健營養品來保護心臟？」這時候你如果很八股的回答對方：「規律飲食、按時吃藥」的話，換來的往往都會是一抹尷尬的微笑。

所以，這裡我就列舉 4 款經過醫學研究證實，能夠對心血管保健有助益的保健營養品，供大家參考。

① **魚油**

魚油對心血管有助益的主要功效來自於裡面的 Omega-3 脂肪酸，可以降低三酸甘油脂。Omega-3 脂肪酸也是一個總稱，兩種主要的形式為 EPA（二十碳五烯酸，eicosapentaenoic acid）跟 DHA（二十二碳六烯酸，docosahexaenoic acid）。美國心臟醫學會在過去 20 年來，建議正確攝取 Omega-3 可以降低包括中風、心肌梗塞在內的心血管疾病。

近年來關於 Omega-3 最具代表性的研究，是 2019 年發表在新英格蘭醫學期刊的〈REDUCE-ITtrial〉這樣研究，是一個多中心、隨機、雙盲、對照組實驗，總共搜集多達 8179 名對象（其中 70.7％曾經罹患過心血管疾病），追蹤期長達 4.9 年。

結果發現，服用高劑量的 EPA（每天四克、分兩次服用）的實驗組，比起使用安慰劑的對照組來說，可以顯著降低死亡率（4.3％對 5.2％）以及心血管疾病發生（17.2％對 22.0％）。後續另外 13 篇醫學期刊，囊括超過 12 萬人的研究也顯示，Omega-3 可以降低心肌梗塞、冠狀動脈疾病死亡、心血管

疾病發生等風險。

高血壓患者吃魚油一般來說沒有特別的風險，有些人會擔心吃魚油會增加出血的機率，研究中也並沒有這樣的顯著風險。如果本來就有在使用抗凝血劑或抗血版藥物的患者，注意不要吞服過量魚油即可。

選用魚油的標準，只要注意 Omega-3 純度高、EPA 高、來自於小型魚（較無重金屬殘留疑慮）、有通過國家品質認證的，都可以安心使用。

② Q10

Q10 在人體中主要位於高耗能器官的細胞粒線體上，其中又以心臟、肝臟、腎臟的濃度最高，具備穩定細胞膜與抗氧化的功效。研究報告指出，Q10 可以抑制自由基產生，因此可能對心臟衰竭巴金森氏症等退化性疾病有幫助。雖然人體可以自然合成 Q10，但隨著年紀愈來愈大，會逐漸分泌的愈來愈少。此外，服用 Statin 類藥物（一類降血脂藥物）也可能減少身體合成 Q10。

Q10 存在於肉類與堅果等天然食物中，但含量很少。根據梅約醫學中心所公布資料，服用 Q10 大抵來說相當安全，不會有重大的副作用。有些人可能會有上腹疼痛、食慾不振、腹瀉、皮膚癢等等，一般停用後都會改善。有服用抗凝血藥物的患者需注意，Q10 可能會減低抗凝血劑的功效，需要調整劑量。

此外，根據研究分析的結果，截至 2020 年 10 月為止，一項有 1573 名受試者且納入 11 項隨機對照臨床試驗的分析結果顯示，Q10 可能可以幫助降低心臟衰竭住院以及死亡的風險，且無重大副作用，證據等級為中等。唯多數做出有效的實驗設計裡，服用劑量大多在每天 300 毫克以上。

③ 穀胱甘肽

人體會造成心血管疾病的一個重要原因是，自由基帶來的氧化壓力。而抽菸、喝酒、空氣污染、情緒壓力等等諸多因素都會增加體內的自由基，是造成血管發炎、動脈硬化的主因之一。

大眾以為的壞膽固醇（低密度脂蛋白），其實本身並不壞，而是被自由基和過氧化物「污染」成氧化的低密度脂蛋白（ox-LDL），才變壞的。就像一個熊孩子本來天性不錯，但其實是因為接觸壞朋友才被帶壞的。（咦！這話怎麼好像是媽媽和阿嬤替做錯事的孩子開脫之詞！）

而存在於全身組織細胞中的穀胱甘肽（Glutathione, GSH），則是非常優良的抗氧化劑，具備逆轉與清除這些自由基的能力，因此被認為有保護心血管、降低血管發炎的作用。研究指出，穀胱甘肽可能對於血管內皮健康、高血壓、動脈硬化、心肌肥大、心臟缺氧、心臟衰竭等具有保護效果。

④ 益生菌

在台灣，很多人都有喝優酪乳或補充益生菌的習慣，不過目地可能僅限於減肥、幫助消化等等。其實，大家可能不知道的是，其實腸道菌種還跟心血管疾病息息相關。最被廣泛研究的是一種叫做氧化三甲胺（Trimethylamine-N-oxide，簡稱 TMAO）的物質。

由於飲食中的未消化完全的肉類（主要是紅肉）跟膽鹼，和腸道厭養菌交互作用後，就會直接被腸道吸收，在肝臟產生這個物質，然後直接進入血液循環。

研究證實，氧化三甲胺會導致巨噬細胞堆積血管壁，造成動脈硬化。除

此之外，還會影響膽固醇回收，進一步升高膽固醇；另外，還會增強血小板的凝集作用，提高血塊形成、血管堵塞的風險。

刊載於 2020 年美國心臟醫學會／循環研究期刊的一項研究指出，腸道菌與心血管疾病的影響中，除了氧化三甲胺之外，苯乙醯谷氨醯胺（Phenylacetylglutamine）也跟心血管疾病有關。

因此，透過飲食調整、益生菌補充、消化酵素補充等方式來維持或促進腸道菌種平衡，很可能還有助於心血管健康。而部分醫療機構可以提供驗血檢驗氧化三甲胺的血中濃度，如此就能透過很簡單的抽血，知道自己是否有腸道菌種失衡的問題。

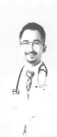

俠醫小整理 🖊

保養心血管，均衡飲食、按時服藥當然是最基本的不二法門，補充保健營養品只是一種輔助方式。

至於本文所列舉的保健營養品，是目前醫學研究著墨較多的其中 4 種。但一來部分研究的證據等級還不高，二來多數研究中使用的劑量都偏大（為了可以做出比較明顯的效果），一般我們「吃健康的」所補充的劑量都不會這麼大，所以大家不要對保健品寄望太大的功效，以為吃保健品就可以不要吃藥，或貿然超量服用，這樣就失去補充保健營養品的目的了。

怎麼吃才健康？兩種醫學實證
對心血管保養有幫助的飲食法

　　現代人不僅重視健康也很重視身材。因此，坊間流行著各式各樣的「健康瘦身飲食法」。只不過，很多人嘗試了以後，不是發現對自己沒效，就是只有吃了一陣子有瘦下來，不久後又復胖。

　　我自己也不例外。事實上，我算是「先天體質不太好」的人，家族裡有遺傳性的膽固醇，以及血糖偏高的問題。幾年前，又因為工作忙碌、辦公室放了很多零食，體重曾經從 75 胖到 80 公斤、腰圍 97 公分，因為身體負擔有點大，所以我也嘗試了包括生酮飲食、低碳飲食、高蛋白飲食在內等等的飲食法。

　　最後，我得出一個關鍵的心得：好的飲食方法，不在於可以讓你短期內瘦幾公斤，而在於是否能夠持之以恆，融入你的生活方式中。

　　這一單元，我歸納了兩種刊載在 JACC 美國心臟醫學雜誌，分別對於**吃的時間**、還有**吃的內容**，以及結合我的**個人經驗與建議**，提供給大家。

① 吃的內容：地中海飲食

　　吃太多肉或嚴格純素，對身體都不是很理想的飲食。一個合乎邏輯的妥協是富含植物的飲食，並且以魚／海鮮作為動物性食物的主要來源。地中海飲食就基於這個原則下，以優化心血管健康的理想假設。

　　之所以叫做「地中海飲食」，是因為這是原本生活在地中海沿岸或附近

的許多文化所採用的飲食方式。伊麗莎白・大衛寫道，地中海飲食來自「陽光、大海和橄欖樹的受祝福之地」。

這種飲食的基礎是蔬菜、水果、堅果、種子、豆類、全穀物和冷壓初榨橄欖油、魚／海鮮和發酵乳製品。選擇的飲料是水、咖啡和茶。

一項研究指出，採用地中海飲食法，能夠降低 29 ～ 42%包括心肌梗塞在內的心血管疾病以及腦中風的發生率。這個飲食法的特色就是關於低碳水與高蛋白質的一種飲食法。至於絕對不好的精緻澱粉或添加糖，很想吃怎麼辦？那就大量運動後再吃，影響最小，也不影響地中海飲食的效果。

地中海飲食的內容如下頁表所示。

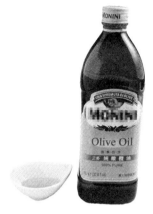

冷壓初榨橄欖油及堅果是地中海飲食的主角之二。

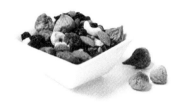

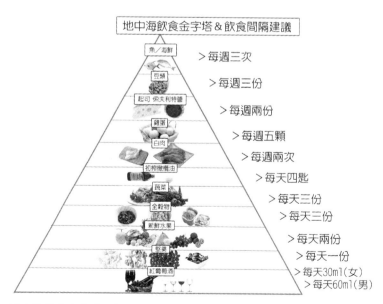

地中海飲食金字塔＆飲食時段建議（資料來源：美國心臟醫學學會期刊）

推薦食物	建議食用量	謹慎使用	建議食用量	避免食用
魚/海鮮	大於每周 3 次	精瘦紅肉	小於每週一次	加工肉類（例如，培根、香腸、熱狗、火腿、熟食肉類、冷盤）
蔬菜	大於每天 3 份	白肉	小於每週兩次	甜點
新鮮水果	大於每天 2 份	雞蛋	小於每週五顆	奶油或乳馬林
豆類	大於每週 3 份	紅葡萄酒	小於每天 30ml（女）小於每天 60ml（男）	精製澱粉，如添加糖、烘焙食品、餅乾、蛋糕、餡餅、糖果、土豆泥、麵包卷、玉米餅和薯條）
全穀物	小於每天 3 份			含糖飲料包括含糖果汁含糖汽水
（樹）堅果	大於每天 1 份			
初榨橄欖油	大於每天 4 匙	起司		
索夫利特醬西班牙番茄醬	大於每周 2 份	黑巧克力	純度 > 50%	

備註：
索夫利特醬，又稱西班牙番茄醬，是西班牙、義大利、葡萄牙與拉丁美洲料理中的一種底醬。用番茄和洋蔥製成的醬汁，通常包括用橄欖油慢燉的大蒜和香草。

② 吃的時間：間歇斷食

間歇性斷食（Intermittentfastting）又稱為有時間限制性的飲食，通常意味著在一天中的 6 ～ 12 小時內進食，其他的 12 ～ 18 小時空腹。至於所謂的「168 斷食」就是指，一天之中空腹 16 小時，然後集中在 8 小時內吃東西。最簡單而常見的做法就是，比如你在 8 點前吃完晚餐，8 點以後就不要吃東西，然後隔天的中午 12 點以後吃午餐，也就是說不吃消夜跟早餐。

如此一來，身體經過 12 ～ 16 小時的空腹期以後胰島素會降低，身體儲存的肝糖也會用光，這樣的狀態下身體就會開始代謝脂肪細胞內的脂肪酸，進而增加胰島素的敏感度，有助於預防糖尿病發生。因為，細胞產生胰島素阻抗，是糖尿病早期一個重要的現象。

總結目前研究結果，間歇性斷食具有以下額外幾種好處：

• 減重效果。
• 促進心血管健康（即使是非肥胖族群）。
• 幫助血壓與心跳穩定。
• 幫助血糖穩定。
• 降低胰島素，增加胰島素敏感度（可能有助預防糖尿病）。

③ 個人經驗：人人都能持之以恆的 6 點「無痛飲食」

研究歸研究，一套好的飲食方法還是要根據自己的習慣去調整，成功的關鍵就是不要太要求做到 100％，只要在正確的大方向上給自己一點調整的空間就可以了。畢竟，保持愉悅的心情也是維持和促進健康重要的因素之一，如果太嚴苛的飲食紀律造成壓力負擔，其實反而很容易失敗跟放棄。

比如說，部分研究支持的生酮飲食當中提到的防彈咖啡，筆者也喝過一陣子。先不論生酮飲食對健康到底有沒有好處，但是每天要吃一堆油，口感太噁心，實在難以持之以恆。所以，做了兩個月以後就放棄了。

最後，筆者分享一下個人過去 4 年來得以長期持續的飲食法。這個方法搭配適度的常規體能訓練，我的腰圍減少了 16 公分，肌肉量增加 1 公斤，脂肪重量減少 8 公斤、體脂率從 24％下降到 15％，空腹血糖從最高 101 下降到 82。以下 6 個做法對我來說是輕鬆舒服，而且能夠持續的。

1：每天進行 12–12 間歇斷食

原則上不吃宵夜。其實只要不吃宵夜，12 小時空腹並不困難。晚上 8 點以後不吃東西、隔天 8 點以後再吃早餐，就可以完成。（有時候難免嘴饞外，我也會吃個雞排或鹽酥雞，但是請記得不要常常有例外）

2：每週進行 2 ～ 3 天的 16–8 間歇斷食

挑兩天進行標準的 16 小時空腹，也就是跳過早餐。中午 12 點以後再吃，一開始做 168 斷食最辛苦的，都是大概早上 10 點左右開始肚子會特別餓。所以我都是挑有上午門診日的其中兩天，反正中間也沒空停下來吃東西，忙完就自動到中午以後了。

因此，大家也可以挑兩天早上文書工作比較忙的日子，來進行 168 間歇斷食。而且要說的是，跟一般人想像的不一樣，不吃早餐對健康其實沒有太大的不良影響，這點給大家參考。

3：挑一種不含糖的飲品當做飲料替代品

我剛好喜歡喝咖啡，而且是黑咖啡（可以有手沖更好）。另外，自從我

在辦公室還有家裡都各放一臺氣泡水機之後，對於可樂還有冰啤酒的需要也大大減低了。因為咖啡與氣泡水，或者兩個加在一起，是超棒的飲料代替組合。

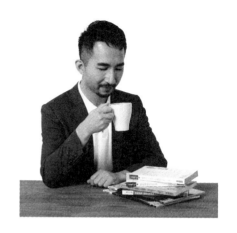

4：確保自己每週有進行 150 分鐘中等強度，或 75 分鐘高強度運動。

運動強度是按照心跳來計算，所以其實最簡單的方法是買一個心率手錶，廠牌都可以，知道自己在適當的強度下進行運動，具有能夠累加運動強度時間功能的更好。真的沒時間的話，花錢請個教練，讓他至少每週強迫帶你做 1～2 小時的高強度訓練。

5：飯菜分離，用自然的方式減少澱粉攝取

過去我也嘗試過比較激進的斷澱粉飲食，比如說只吃蛋或雞胸肉，同時不吃飯。後來發現，這種方法沒有辦法持久。而且其實我的工作不管在體力或是腦力上都算是高耗能的性質，相當程度上有賴於葡萄糖來提供快速的能量。所以，我就採取先吃菜再吃飯這種比較自然緩和的方式，減少澱粉攝取。

尤其是你叫外送的時候，盡量選那種菜跟飯分開放的餐點。這樣的用意是，假設一個便當菜肉直接放在飯上面，那麼醬汁就會滲透到飯裡，而淋過醬汁的飯往往特別美味，不知不覺就會全部吃光了。比如說，如果你叫一個鰻魚飯、火雞肉飯，那麼實在很難克制多吃幾口的衝動。

反過來說，菜跟飯可以分開裝的餐點，就能夠先吃菜後再配白飯，然後

就會自然發現，白飯大概已經變得又冷又硬又沒味道，自然吃不太下了，這樣，當然也會少攝取一些澱粉了。

6：小違規吃令人開心的食物，既適當攝取又降低對身體影響

其實，筆者本身也很喜歡吃甜食。因為，吃到好吃的甜點，幸福感滿溢。此外，大熱天來上一杯冰啤酒，或是跟朋友燒肉配啤酒，也是人生一大樂事。對於這些東西，我採用的策略是：不完全斷絕，但設法降低吃了以後對身體的影響。

策略之一是買貴一點的點心。比如一支超過 100 塊的冰棒，很貴，所以不會吃太多。但是一碗 30 塊的剉冰，你可能就會吃個三碗。策略二是，好吃的蛋糕在做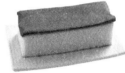完大量有氧運動之後吃，可以降低多出來的糖分對身體的負擔。策略三是，假設吃了大餐，或有喝啤酒的話，隔一天想辦法加強訓練，並且多喝水把吃喝下去的熱量代謝掉。

以上這些做法認真執行之後你就會發現，其實當我們有意識的去限制飲食，反而更能提高吃這些東西當下的幸福感喔！

密碼 **15**

低脂飲食，小心愈吃愈笨？
天天脫脂奶，日久變阿呆

前文提到，西方世界過去把「吃太多油」當作心血管疾病的主要元兇，因此長久以來推廣「低脂飲食」，所以和植物性奶油、脫脂、低脂牛奶、優

格、起司等乳製品的食品工業變得蓬勃發展，進而影響全球的飲食習慣。

　　現在，我們已經知道，其實植物性奶油多數含有「反式脂肪」，不僅無助於減肥或降低心血管疾病，反而比豬油還要更可怕、更危險了。然而，很多人還是把「低脂乳製品」當作一種健康食品，這實在是一個需要改變的觀念。

　　同時，根據近期的研究結果，顯示低脂飲食不僅不能幫助健康，還可能有很大的壞處！

　　我們先來看以下兩篇最近的研究報告，然後再針對低脂飲食為何有這樣的害處？以及該怎麼因應？提出兩點建議。

① 脫脂飲食伴隨高巴金森氏症（失智症）風險

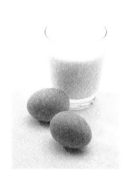

　　2017 年 6 月，美國〈神經學〉（Neurology）期刊，刊載了一篇標題為「食物與巴金森氏症風險」的文章指出，每天攝取超過三份低脂奶、脫脂奶、低脂優格的人，比每天吃不到一份的人，罹患巴金森氏症的機率高出 30%。

② 脫脂飲食去掉某些重要元素，導致糖尿病風險增加

　　2016 年 3 月，哈佛大學在重量級期刊〈循環〉（Circulation）發表了一項研究，針對 3333 人做了為期 15 年的血液檢驗追蹤發現，攝取脫脂、低脂飲食的人，血液中某種脂肪酸的含量缺乏，並且導致糖尿病風險高出 46%。（原文標題：Circulating Biomarkers of Dairy Fat and Risk of Incident Diabetes

Mellitus Among US Men and Women in Two Large Prospective Cohorts）

③ 膽固醇高，靠低脂飲食沒用

人為什麼會想吃低脂飲食？無非是為了減肥、降低心臟病風險、健康因素、降「血油」等等。但是，「血油」有分「三酸甘油脂」跟「膽固醇」，和心血管疾病相關的危險因子是「膽固醇」，而血液中的膽固醇 70% 以上是體質因素，跟飲食關係不大。換句話講，單靠飲食控制，其實無法降低膽固醇。

所以，如果膽固醇高怎麼辦？第一個，不一定需要治療。第二，假設你不只血中膽固醇過高，又合併相關危險因子，並且需要治療，那麼靠飲食控制也沒多大用處，還是得接受醫師的評估，使用藥物控制。

④ 乳製品脫脂過程喪失某些重要營養成分

愈來愈多研究指出，低脂飲食非但沒有好處，還可能有害。研究顯示，由於脫脂奶在製造過程中除掉了某些脂肪酸，因此缺乏這種脂肪酸，反而會與糖尿病風險增加有關。

至於為何會增加巴金森氏症風險，目前研究人員還不清楚真正的原因。我個人推測：人體的神經細胞的構造裡，許多必需脂肪酸也是重要組成，也許因為脫脂奶去掉了這些脂肪酸，所以導致巴金森氏症風險提高。

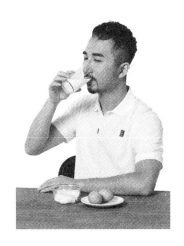

總之，想要靠飲食方式增進健康，首重減少精緻澱粉與糖類攝取，其他建議按照下文提到的方式進行即可，脫脂奶所占角色其實不大。

如何鍛鍊心臟肌肉？

我曾接收過美國運動醫學會（ACSM）中華區的認證訓練，也受過專業的心臟體適能復健運動課程訓練。保養心臟的運動至少包含有氧訓練、重量訓練，以及強度、時長、頻率等面向。現在就分為輕度心臟衰竭、中重度心臟衰竭族群分別給予建議。

第一部分：輕度心臟衰竭鍛鍊建議

有氧訓練

世界衛生組織（WHO）建議，每周至少要有 150 分鐘中等強度或是 75 分鐘高強度的有氧運動。建議輕度心臟衰竭患者進行中等強度運動就好。

中強度運動的定義為「最大心率的 50 ～ 70％」。最大心率計算法有兩種。一是「220-年齡」，二是「206.9-（0.67* 年齡）」。以一個 60 歲的成年人來說，兩種方式計算下來，快走的心跳 80 ～ 110 下／分鐘就是屬於中等強度運動。只要維持半小時，一個禮拜走五天即可。

同時，以下列出「運動強度與種類列舉表」，給大家參考，中強度運動（表中特別標註者）可以照著做，經常輪換，運動起來既不枯燥也不危險。

運動強度與種類列舉表

運動強度	運動列舉
低強度	散步 坐著用電腦 日常工作（做飯、洗碗） 釣魚 演奏樂器
中強度運動 （特別標註 *）	快走 *（6 公里／小時） 重度清潔 *（洗窗、吸塵、拖地） 割草機 *（電動割草機） 騎自行車輕力 *（16 ～ 16 公里／小時） 羽毛球休閒 * 網球雙打 *
高強度運動	登山健行 以每小時 10 公里的速度慢跑 搬運重物 快速騎自行車（26 ～ 42 公里／小時） 籃球賽 足球賽 網球單打

阻力訓練

重量訓練不僅可以增進肌肉力量，也能改善身體機能，並且避免關節受傷。重量訓練應包括全身的主要肌群，且初學者應有專業教練帶領學習，養成習慣、避免受傷是最重要的兩個原則。

這裡給大家四個方向：

- **頻率**：每週最好進行兩次。
- **順序**：大肌群為主（臀腿／胸背／腹部核心）、小肌群為輔（肩／手）。
- **次數**：選擇能一組做 10 ～ 12 下的重量，三組為一個循環。
- **呼吸**：配合呼吸，放鬆時吸氣，用力時吐氣，記得一定要吐氣，不要憋氣。收縮快、放鬆慢，時間約 1：4。

三種推薦的運動

- **負重深蹲**：可以預防骨質疏鬆、鍛鍊核心肌群，是對身體幫助最大的運動。唯難度比較高、需有專業教練帶領。

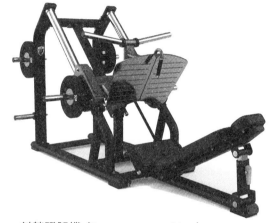

- **斜躺腿部推舉**：這是一種機器。在沒辦法深蹲的情形下，可以做這種運動，對於臀部、腿部的幫助很大，而且還能消除腿部水腫、改善靜脈曲張。

斜躺蹬腿機（Leg press machine），兩側可掛槓片加重。（圖片由 MOB TIGER Fitness machine 提供）

- **划船**：屬於負重有氧的一種，避免單純有氧運動損耗肌肉、負重有氧可以在達到有氧目的時，維持肌肉機能。不過強度較大、心臟衰竭患者需慢慢開始。

第二部分：中重度心臟衰竭鍛鍊建議

傳統觀念認為，中重度心臟衰竭患者怎麼還能運動？不過，醫學研究證實，心臟衰竭患者進行運動訓練的好處至少包括以下六點：

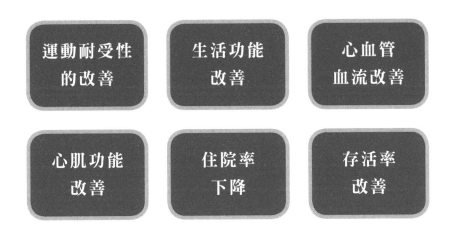

運動耐受性的改善　生活功能改善　心血管血流改善

心肌功能改善　住院率下降　存活率改善

當然，心臟衰竭患者進行運動訓練也有一定的風險，不過，只須遵照醫師所說的規範與指示訓練，而且務必有人陪伴就可讓風險降到可以運動的範圍。以下是五點建議。

漸進式有氧訓練

第一點是少量多餐，從低強度、短時長開始。

第二點是慢慢開始，在三分鐘內逐漸增加步行速度，直到活動感覺適中（呼吸略有增加，但仍能與旁人交談的程度）。一旦感到呼吸急促，就減慢步行速度。第一次五分鐘，接下來以每天增加一到兩分鐘，目標是每天步行

總時數 30 ～ 45 分鐘，最後三分鐘時減慢步伐、緩和休息、避免運動後突然坐下。以上訓練每週進行三次。

培養運動興趣

第三點是等到耐受力比較好以後，可以根據每個人的喜好有氧運動，例如散步（在室外或在跑步機上），固定自行車，游泳，划船或水中有氧運動。

不舒服立刻停止

第四點是運動時會出現呼吸急促或心跳加快的現象。但是，如果過度呼吸急促，休息 15 分鐘，頭暈、胸部不適或無力後心跳加快仍無法解決，請停止運動，休息並通知醫師。

第五點是適當加入重量訓練，同時避免「閉氣用力」，而且運動時必定找教練或照顧者陪伴，以免發生危險。

疾病 ❷ 心血管堵住了！——心肌梗塞 & 冠狀動脈疾病

　　你知道什麼是「心肌梗塞」嗎？先試著回答下面七個問題，測測看你對心肌梗塞了解多少？

- 瘦的人不會得心肌梗塞？
- 心肌梗塞發作前，大多會有心絞痛的症狀？
- 心肌梗塞只會在工作或運動的時候發作，休息的時候不會？
- 心臟血管裝了支架，只要好好吃藥就不會再塞住？
- 心臟繞道手術很危險，應該等到沒辦法裝支架才開刀？
- 飽和脂肪很不好，所以應該多喝脫脂奶、植物奶油來保護心臟？
- 想預防心肌梗塞，最重要的就是控制膽固醇？

　　如果以上七題，你的答案都是「是」，那麼請務必好好閱讀本單元，多認識心肌梗塞和冠狀動脈疾病，才能避免憾事發生。

　　飾演電影〈海角七號〉裡面茂伯的演員林宗仁，體態瘦瘦的，而且是在家看電視的時候突發心肌梗塞。另外，韓國三星前總裁李健熙，心肌梗塞後急救，還放了葉克膜，過半年才恢復意識。筆者醫院的一位神經外科同事，某日開完刀完回家，突然感覺肚子痛，起身要去拿胃藥吃，卻突然倒下，結果也是心肌梗塞。

以上這些案例都顯示，心肌梗塞不停揮舞著死神的鐮刀，無差別地朝著每個人揮舞。無論你是普通人、演員、政客、企業家，甚至醫師，都不例外也無法倖免。

膽固醇是血管堵塞的元兇嗎？其實糖更可怕！

一般人對於膽固醇常常存有兩個常見的錯誤觀念。第一是，心血管堵塞最重要的原因是膽固醇太高；第二則是，膽固醇太高是「吃太油」造成的。

很多人，甚至包括筆者母親在內，明明還沒罹患心血管疾病，但都因為膽固醇太高，而在服用降膽固醇藥物。

本章節的目的就是還原真相，並且提供工具讓大家檢視一下：自己或是家人的降膽固醇藥有沒有吃對？

① 糖與澱粉和膽固醇關係更密切

「吃太多飽和脂肪會造成血管阻塞」這個論調的由來，源自於 1955 年，美國艾森豪總統有一天突然心臟病發緊急住院十天。這件事之後，一個美國的生理學家安瑟・基斯（Ancel Keys）便聲稱，總統是因為美式飲食中吃了過量的飽和脂肪，導致血管阻塞的。為了佐證這套「飲食心臟病假說」，基斯主持了一項跨國的大型研究，就是著名的「七國研究」，畫了一張圖表，圖中列舉六個國家，顯示出這些飲食中飽和脂肪攝取愈多的國家，心臟病的發生率愈高。

這個結果一出來，完全壓倒同時代的「糖與心臟病理論」，並且直接領導美國制定的飲食指南，提倡降低飽和脂肪的攝取，以人造奶油代替牛油且增加穀物澱粉的攝取。之後不到 40 年，美國肥胖人口從全人口總數 15％提升到將近 50％。心臟患者人口從原本 1970 年代的 300 萬人，爬升到 600 萬人以上，同時低脂飲食的觀念已經從美國推廣到全世界。

但近年來，這研究就被踢爆當年其實動了手腳。原來調查的數據不只七國，而是 22 國。當我們把 22 國的數字都標到圖上的時候就會發現，飲食的脂肪攝取與心臟病間並沒有直接關係。有些國家脂肪攝取很少、心臟病發生率卻很高，另一些國家則完全相反，就算吃得很油，心臟病卻很少。

另外，還有一件事情也被踢爆出來，就是美國的糖業工會介入臨床研究與美國農業部研究指南的制定。除了資助那些研究膽固醇與心臟病之間關係的學者，同時打壓，甚至霸凌，提出反對意見的學者。

現在觀念大反轉，很多人都知道要少吃糖和澱粉，特別是精緻澱粉，美國也取消膽固醇食物攝取量上限，不再設定每天不超過 300 毫克、只能吃一顆蛋的規定。但是，關於膽固醇，許多人的舊有觀念還是沒有改過來，而且可能正在不恰當地過度服用降膽固醇藥物。

② 破除關於膽固醇的三個迷思

沒有好膽固醇和壞膽固醇的分別。

少吃油並不會降膽固醇。

膽固醇沉積是動脈硬化的結果，而非原因。

迷思 1：沒有好膽固醇和壞膽固醇的分別

抽血中四個和膽固醇有關的指標是：第一個是**三酸甘油酯**（TG），這個指數會受到飲食的影響，所以必須空腹（而膽固醇的數值其實跟有沒有空腹無關）。另外三個則是**總膽固醇**（CHOL）、**高密度脂蛋白**（HDL），跟**低密度脂蛋白**（LDL）等三項。注意，很多人說好膽固醇、壞膽固醇，其實完全錯誤。膽固醇只有一種，就是總膽固醇。

總膽固醇就像是貨物一樣，自己無法移動，必須搭船或坐車才能被運走，運送膽固醇的「船」就是蛋白質。從肝臟把膽固醇運到各器官、組織的船，稱為低密度脂蛋白，而把膽固醇從器官運回到肝臟的叫做高密度脂蛋白。就像你坐巴士，去公司的叫壞巴士，回家的卻叫好巴士，說不過去也很奇怪吧？

所謂的低密度脂蛋白（LDL），本來不是壞膽固醇，而是因為血管發炎、受到過氧化物或自由基的刺激，才變成壞膽固醇的。就像小孩子本性不壞、是因為交了壞朋友才變壞的一樣。

迷思 2：少吃油並不會降膽固醇

如果身邊有朋友是膽固醇過高的人，少吃多動，減肥 20 公斤以後，可能會發現，驗血出來的膽固醇並沒有多大的變動。為什麼呢？因為人體的膽固醇 80% 都是自己製造的、內生性的。人體的肝臟一天可以製造高達 2000mg 到 3000mg 的膽固醇。吃少了肝臟就會多製造一點。所以，膽固醇的高低跟吃的東西其實關係很少，反而跟基因或體質的關係比較大。

以筆者自己來說，原本體重 79 公斤、體脂肪 21%。一年後減輕為 68 公斤，體脂肪 14%，但是總膽固醇分別是 208 和 218，基本上沒什麼改變。

迷思 3：膽固醇沉積是動脈硬化的結果，而非原因

一直以來很多人都認為，血液裡面膽固醇過高會堆積或阻塞血管，造成動脈硬化。其實，膽固醇高是動脈硬化的結果，而不是原因。真正的原因其實是動脈血管先「發炎受損」後，LDL（低密度脂蛋白）氧化變成 oxLDL（氧化後的低密度脂蛋白），然後被巨噬細胞吞掉以後，才沉積在血管壁的。所以血管發炎愈多，需要修復組織愈多，膽固醇沈積就會愈多。因此，這就好像有人受傷貼了一個 OK 繃，不是 OK 繃令人受傷的，反而是其他原因造成的。至於造成血管發炎的因素除了「長期高血壓」，還有以下幾種原因：

- **高血糖**

有一位 60 多歲的患者，膽固醇正常，血壓也還好。但長期糖尿病控制不良，有一天因為心肌梗塞來做心導管，結果三條血管都非常細小，連最細的支架都放不進去，只好開刀做繞道手術。因此這顯示，長期高血糖會導致全身的血管鈣化，所以少油、吃得很清淡，結果反而吃很多穀物、白米麵包，反而讓血管發炎更嚴重。

- **壓力荷爾蒙**

有位 30 初頭的年輕上班族，瘦瘦的、沒有糖尿病，膽固醇也不高，也沒有抽菸，結果有一天突然就心肌梗塞了。心導管一做，全部的心血管像老阿嬤的血管坑坑疤疤的，原來他自己在當業務員，長期處於一個高壓的狀態，壓力會讓身體發炎、血管受傷。所以抽血的時候，特別還會建議檢查發炎指數。

- **抽菸**

香菸裡面有許多有毒物質，會導致血管發炎。

③ 膽固醇的其他特性

膽固醇的重要生理作用

膽固醇其實是人體中很重要的成分，參與包括賀爾蒙生成、膽汁製造、幫助血管修復損傷等等。此外，膽固醇也是組成細胞構造非常重要的成分。所以，研究指出，長期攝取所謂的「低脂飲食」，罹患巴金森氏症（失智症）的機率高出 30%。

最新飲食指南轉變

2020 ～ 2025 年最新版的美國飲食指南建議，降低兩樣東西的攝取：**糖與酒精**。糖不僅與心血管疾病直接相關，一項研究也指出，高糖飲食會增加 17% 的各種癌症發生率，以及 50% 的乳癌發生率。建議成年人，特別是女生，將添加糖的食用量降到每日熱量的 6% 以下。

④ 何時需要吃降膽固醇藥？

幾年前，關於低密度脂蛋白的控制，在心臟醫學界有一句口號叫「愈低愈好」（The lower, the better）。從 120，後來下修到 100，一下又說 60 以下更好，經過愈來愈多的證據修正，現在的降血脂用藥指南，改為綜合評估得到心血管疾病的風險，風險有高才需要用藥。四個風險指標如下：

已經發生過心血管疾病（次級預防）	低密度脂蛋白大於 190	有糖尿病	10 年內得心血管疾病的風險大於 7.5%。

以筆者自己來說，過去一直擔心有膽固醇高的體質，所以也曾經服用一陣子降血脂藥物。但後來指南更新後，以自己總膽固醇 218、低密度脂蛋白 134、無糖尿病、10 年心臟病風險計算 0.6%來看，其實按標準不需要使用藥物。

值得提醒的是，假設你已經罹患過心血管疾病，那就屬於次級預防了，用藥最好不要隨意中斷。但與此同時，你也要更注意控制其他血糖、戒菸、高血壓、重大壓力等會造成血管傷害的危險因子。如果沒有中風、沒得過心臟病，只是單純膽固醇過高，那就要重新檢視自己是不是真的需要服用降膽固醇藥物，有沒有吃對種類、吃對劑量。因為，降膽固醇藥物並不是完全沒有副作用，部分研究顯示，某些膽固醇藥物與第二型糖尿病風險增加有關，也可能造成肌肉痠痛、肝功能異常，以及提高失智症的風險。

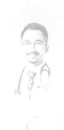

俠醫小整理 🖊

其實人體的脂蛋白總共有四種，除了我們熟知的高密度脂蛋白（HDL）、低密度脂蛋白（LDL）外，還有低密度脂蛋白（VLDL，負責攜帶三酸甘油脂），以及中密度脂蛋白（IDL）。

「心痛」的感覺是什麼？
「胸悶」就是心臟病嗎？

　　有一次有位媽媽，帶著 20 幾歲的女兒來看我的門診。媽媽一副很緊張的樣子：「醫師，我常常看你的臉書，我今天特別請假帶我女兒來看你門診！」

　　我：「喔，好喔，哪裡不舒服？」

　　媽：「快點！醫師在問妳，有什麼不舒服趕快跟醫師講！」

　　女：「這邊（指著自己的胸口）悶悶痛痛的……」

　　我：「ㄜ……胸口悶痛不一定是心臟病喔」（這年紀怎麼看都不像）

　　媽：「醫師，你一定要仔細幫她檢查一下！」

　　我：「ㄜ……你擔心你女兒得哪一種心臟病？」

　　女：「我不知道ㄟ，人家不是說什麼冠狀動脈阻塞還是心肌梗塞嗎？我是不是血管塞住了？」

　　我看著她一副真的很苦惱的神情，不過，她的年紀不像、症狀也不像、折騰了兩個星期，檢查出來果然一切正常，我記得我後來對她媽媽說：「她應該沒有心臟病，不過可能有心病。」（我看是壓力太大了吧）

① 冠狀動脈：心臟的三條高速公路

　　心臟不僅負責把血液「打到身體各個器官」，還「打給自己」，自給自

足。心臟的出口連接著「主動脈幹」。通過「主動脈幹」把血液打到全身去，而在「主動脈根部」左右各分出一條血管，就是供應心臟血液的「冠狀動脈」。

簡單講，供應心臟血液的血管叫做「冠狀動脈」，其他器官的動脈都嫁雞隨雞，以該器官名稱命名。如供應肝臟血液的動脈叫做「肝動脈」、供應腎臟的叫腎動脈、其他像脾動脈、大腦動脈、腸動脈……等等都是。心臟就這麼特別，不叫「心臟動脈」，為什麼特別叫「冠狀動脈」呢？

原來，因為這些血管繞在心臟上面的樣子，有點像以前那種精靈族頭上會戴的「桂冠」，所以就叫做「冠狀動脈」。

冠狀動脈主要有三條，如三條高速公路，緊緊包覆心臟，維持著血液供應。按照重要性（負責灌溉的流域大小）排序，可以這樣排序：

- **左前降支**：1 號高速公路
- **左迴旋支**：2 號高速公路
- **右冠狀動脈**：3 號高速公路

左半邊的心臟肌肉量比較大（大約占了整顆心臟的 2／3），所以「左冠狀動脈主幹」（Left main, 簡寫 LM）後來又分為往心臟前下方爬行的 1 號公路（「左前降分支，LAD」），以及往左後方爬行的 2 號公路（「左迴旋分支，LCX」），3 號公路（右冠狀動脈，RCA）則是自己一支，（如下圖），給大家參考。

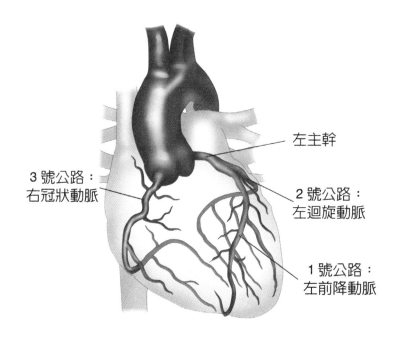

左主幹

3 號公路：
右冠狀動脈

2 號公路：
左迴旋動脈

1 號公路：
左前降動脈

② 狹窄或堵塞程度不同的典型三段式症狀

所謂「冠狀動脈阻塞」疾病，就是因為冠狀動脈狹窄或堵塞程度不同，引起心肌缺氧的疾病。以下是到處都查得到，但還是不能免俗還是要講一下的三大典型症狀。雖然，臨床上總是非典型比典型的多，這三大症狀還是非常有參考價值。

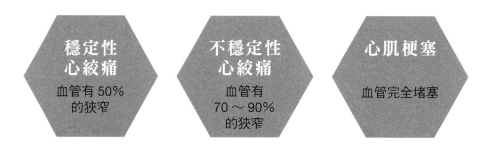

穩定性
心絞痛

血管有 50%
的狹窄

不穩定性
心絞痛

血管有
70 ～ 90%
的狹窄

心肌梗塞

血管完全堵塞

穩定性心絞痛

血管有 50% 的狹窄，產生胸悶、胸痛的現象，有時候會伴隨肩膀、背部疼痛、下巴麻木的情形，特別是溫差大、情緒激動、運動出力等時候更容易出現，症狀大約 3 分鐘內會緩解。

不穩定性心絞痛

血管有 70 ～ 90% 的狹窄，發作頻率、次數增加，每次胸痛持續的時間也拉長，甚至超過 10 分鐘以上。

心肌梗塞

血管完全堵塞，心臟肌肉「真的餓死」了，肌肉細胞壞死，胸部劇烈疼痛，心臟極可能突發心律不整或急性衰竭，休克倒地。死亡率超過 5 成。

但是，更可怕的是，超過一半的人在心肌梗塞前從來沒有過「心絞痛」症狀，第一次發作就是「心肌梗塞」了，而且 30% 都來不及送醫治療，第一次發生胸痛，也就是此生最後一次了！

筆者不只一次當場聽著淚流滿面、又滿臉「為什麼會這樣」的家屬控訴著：「他平常明明都好好的啊！都沒有聽他說會胸悶啊！」卻是悔之晚矣。

因此，筆者常常告訴會診的患者「其實你這樣有點不舒服，好好的進醫院，被檢查出來血管有問題，都還算幸運的。」所以，如果有初期胸悶，就算是一下子就過去了，也千萬不能就這樣輕忽掉，因為，那可能就是「心臟救命的呼喊！」

當然，就像我一開始強調，胸悶不代表心臟有問題，20 歲的妙齡少女大概心臟病的機會微乎其微。然而，高危險群的常規檢查就很重要了，絕不能

等閒視之。

俠醫小整理 🖉

1. 心臟「自給自足」供應自己血液的血管叫做「冠狀動脈」。

2. 冠狀動脈分左右兩邊，其中左邊又分為兩條，所以總共有三條。

3. 「冠心症」就是冠狀動脈狹窄或堵塞程度不同引起的症狀。

4. 依嚴重程度一般可以區分：穩定心絞痛、不穩定心絞痛、心肌梗塞。

5. 臨床上很多人直接就因為心肌梗塞而致命，並沒有經歷心絞痛的階段。

6. 等到「感覺不舒服」才看醫師是很危險的。

心臟放支架會再塞住嗎？
什麼是「支架再狹窄」？

我們先看以下的案例。

① 案例：7 根支架全堵塞、傷痕累累的心臟

78 歲的老先生，5 年前在別的醫院診斷心肌梗塞，血管裡放過支架。5 年來因為心肌梗塞復發，還有放過的支架又狹窄的問題，陸續又做了 3 次導管手術，心臟裡總共裝了 7 根支架。

支架裝完後，胸悶、胸痛的不舒服雖然暫時稍有緩解，只不過好景不常，過了幾個月，老先生又開始覺得胸部不舒服，就跟過去還沒裝支架的時候一樣。回去找醫師，醫師都說正常，吃藥保養就好。

就這麼捱過了幾年，胸痛愈來愈頻繁，連吃「救心藥片」都沒辦法舒緩，老先生上網查了資料，就轉來本院做檢查。

心臟內科醫師先做心導管查看狀況。長長細細的塑膠軟管從患者的左手腕橈動脈插入，一路送到心臟血管的開口，注射顯影劑卻發現，3 條血管裡面放的 7 根支架都幾乎堵住了。

內科醫師馬上轉診給筆者做「繞道手術」，我們立即安排開刀。沒想到，就在預定手術的前一天半夜，老先生在短短 3 小時內連續發生 3 次胸悶，吃救心藥片也沒效，抽血發現「心肌酵素指數」飆高，這代表是「突發性心肌梗塞」，馬上進行「緊急冠脈繞道手術」。當鋸開胸腔露出心臟的那

一刻，我才驚覺：「這患者來得晚了！」

你有看過藍波嗎？藍波的身上都是刀疤、槍疤，很 man。不過，如果這些「疤痕」不是長在藍波的胸肌，而是長在你的心肌上面，那就一點也帥不起來了。

正常的心臟看起來是粉橘色的肌肉，半透明的血管爬在表面，配上一些鮮黃色的油花。可是，老先生的整個心臟就像藍波的胸肌一樣，到處都是白花花，毫無血色的「疤痕組織」。

原來，5 年來陸續置放的 7 根血管支架，並沒有「真正」解決他的問題。這些支架發生所謂的「**支架內再狹窄**」，老先生每一次的症狀發作，都代表某一塊心臟肌肉又壞死了。

為什麼會這樣？

② 什麼是「支架內再狹窄」？

很多人覺得心臟放了支架，只要好好吃藥，就一勞永逸，不會再阻塞。如果心臟病復發，一定怪患者沒有戒菸、沒有好好吃藥。其實這是錯的，心臟支架本身，必定會發生「再狹窄」，醫學專有名詞為「支架內再狹窄」（「In stent restenosis，ISR）。

③ 為什麼會發生支架內再狹窄？

支架再狹窄的因素很多，患者因素只是其中之一。另一個主要原因是因為支架本身的結構引發的。

血管支架分為三種：

血管支架分類表

種類	說明
金屬支架	以特殊合金製成網狀結構的支架，就像鐵絲網捲起來一樣。
塗藥支架	在金屬支架表面塗上特殊藥物塗層，可延長再狹窄時間。
覆膜支架	在金屬支架表面包覆不透水層，就像鐵絲網捲起來，外面再包一層包裝紙。所以相對來講，沒有包膜的金屬支架又稱「裸支架」。

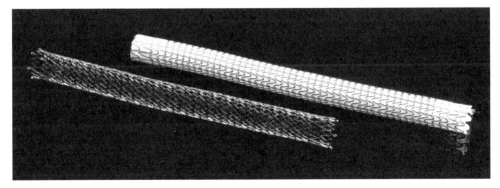

黑色透明為一般金屬支架，上有網格孔洞。白色者則為覆膜支架。

　　打個比方，你去國外的海灘可以看到三種人：一種是沒穿衣服的，一種是沒穿衣服但有塗防曬油的，一種是包緊緊的。就像裸支架、塗藥支架、覆膜支架的意思。置放在心臟血管裡面的支架，就是屬於「金屬支架」。放久

了以後，血管內皮的細胞會「長進去」支架內部，這個過程叫做「血管內皮增生」（neointima hyperplasia），就造成「支架內再狹窄」。

　　同時，科學家還發現，某些藥物可以減緩血管內皮增生，例如治療乳癌的化療藥物紫杉醇（PTX, Paclitaxel），或是免疫抑制劑 Sirolimus，於是就發明「塗藥支架」，把這些藥物塗在金屬支架上，改善再狹窄的問題。

　　但是，即便是塗藥支架，也不能完全解決支架再狹窄的問題。文獻指出，塗藥支架的每年再狹窄率約為 10%，而且塗藥支架再狹窄比起一般狹窄更難治療。

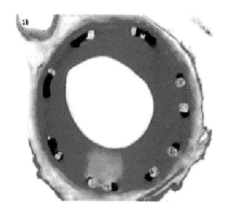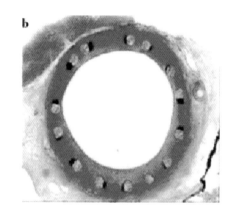

圖左：發生支架內再狹窄的血管切面，可以看到血管內壁已經包住整根支架了。圖右是塗藥支架的血管，再狹窄的程度較輕微，但仍然不能完全阻止再狹窄發生。

　　因此，不管是一般支架或塗藥支架，**凡支架必定再狹窄**。只要是金屬支架放在血管裡，不管有沒有塗藥，他的金屬結構本身就會不斷刺激血管內皮，時間一久就會發生「支架內再狹窄」。

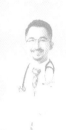

俠醫小整理 🖊

　　心臟肌細胞因為缺氧、壞死的時候，細胞崩解，細胞裡的酵素就會溶到血液裡，抽血檢查就可以測得。臨床上的「心肌酵素」有三種：CK、CKMB、Trop-I。所謂「心肌梗塞」診斷三大指標就是：胸痛、心電圖典型缺血變化、心肌酵素指數升高。

做心導管一定安全嗎？
三種心導管併發症

　　一般人覺得，相對於開刀來講，心導管屬於微創手術，感覺上就是比較安全。但是，心導管畢竟還是一種侵入性的治療，仍然有一定比例的併發症。

　　根據統計，心導管的整體併發症發生率約為 1%，從輕微的血管受傷、心律不整，到嚴重的中風、心肌梗塞，甚至猝死都有。以下列舉比較重要的三個併發症：

① 穿刺部位血管損傷

　　有些患者心導管做完以後，血管打針穿刺的洞沒有癒合，所以一直在滲

血，比較輕微的會產生鼠蹊部血腫，比較嚴重的就會變成動脈瘤。舉例來說，有一位 70 幾歲的老伯伯，做完心導管之後，右邊的鼠蹊部愈來愈腫，會診心臟外科，利用超音波檢查發現有一個血管瘤，而且這個血管瘤剛好重要血管的分叉處，沒有辦法使用覆膜支架簡單處理，所以必須得開刀修補。

患者整個血腫的範圍由上到肚臍，下則蔓延到整個大腿，後來還發生傷口感染，歷經兩個多星期才好。其實這位患者心臟的血管還是好的，當初的心導管也是純檢查，沒有放支架。

② 冠狀動脈剝離

這是屬於比較嚴重的併發症。

由於心血管狹窄是因為血管斑塊，造成動脈硬化。血管鈣化之後往往就變得非常的脆弱、沒有彈性。所以在做球囊擴張把血管撐開的時候，有時候就會一撐，就把血管撐裂開，血液會完全流不過去，引發急性心肌梗塞，反而更危險。

有一位 50 多歲的男性患者，因為常常胸悶、胸痛，心臟科醫師安排心導管檢查，發現左主幹有 90％的狹窄，就打算先利用氣球擴張然後放支架。結果氣球一撐開，竟然導致冠狀動脈剝離，患者馬上休克。只能一邊急救、一邊嘗試把支架推進去，以便撐住裂開的血管。但是可能血管太硬，支架怎麼推都推不進去，心臟內科一邊做 CPR，一邊就趕快叫我們去緊急裝葉克膜，裝完之後馬上就推去開刀房做緊急繞道手術。這個患者最後很幸運被救回來，不過也有碰到某些案例沒這麼幸運，實在要注意。

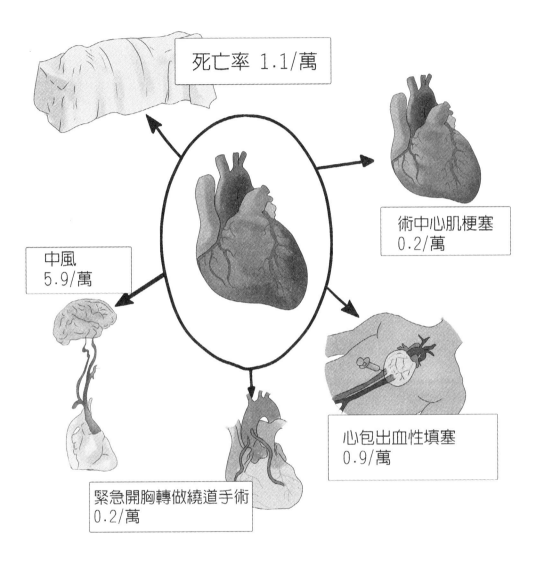

死亡率 1.1/萬

術中心肌梗塞
0.2/萬

中風
5.9/萬

心包出血性填塞
0.9/萬

緊急開胸轉做繞道手術
0.2/萬

心導管併發症圖示。

資料來源：「循環」醫學期刊（Al-Hijji MA, Lennon RJ, Gulati R, et al. Safety and Risk of Major Complications With Diagnostic Cardiac Catheterization. Circ Cardiovasc Interv. 2019;12（7）：e007791. doi：10.1161／CIRCINTERVENTIONS.119.007791）

③ 冠狀動脈破裂

　　冠狀動脈破裂如同剝離一樣，也是在球囊擴張的時候受傷，不過這次不是剝離，而是直接破掉。由於冠狀動脈有很大的一部分走在心臟的表面，所以一撐破血就噴出到心臟外面，因為心臟的外面有一層心包膜，血管破掉，血流出來，愈積愈多就會壓迫到心臟，導致停止跳動，這稱為**急性心包填塞**（cardiactamponade）。

　　除了氣球擴張撐破血管，還有另一種情形是，對於完全阻塞的血管可以用像挖土機的鑽頭去磨穿，鑽出一條隧道。但有時候會造成血管被磨破、大出血。所以，現在規定做心導管的時候如果要執行這種「血管旋磨術」，一定需要有一個心臟外科團隊隨時準備支援才行。

　　所以不論心導管或是心臟放支架，雖然大致上發生併發症的比例不高，但也不見得100％安全，有時候也會發生嚴重甚至致命的併發症。假設一個人血管狹窄太厲害、複雜程度高，選擇直接做繞道手術，不僅效果比較好，也反倒比硬做心導管來得安全。

　　總而言之，其實沒有哪一種治療方式是絕對的好或絕對的壞。在先進國家，對於冠狀動脈的治療，都強調要有心臟團隊評估的概念。由心臟內科以及心臟外科醫師組成的團隊，針對每一個患者討論哪一種治療方式是對患者最好，甚至還可以使用心臟內外科合作治療的方法，部分血管放支架，部分同時執行繞道手術。在縮短手術時間時，最大限度提升患者的治療效果。整體評估，找到對每位患者最適合的方式，才是降低風險，獲得最大治療效果的方法。

心血管疾病的預防

我們在閱讀有關心血管疾病風險因子預防，還有各種臨床指南的時候，常常會看到所謂的**初級預防**跟**次級預防**，這是什麼意思呢？

① 初級預防與次級預防

初級預防（健康人避免罹病）

針對還沒有罹患心血管疾病前的「健康或亞健康族群」，建議採取的預防措施。

次級預防（罹病後避免復發）

對於已經罹患過心血管疾病後的「患者」，為了預防疾病復發或罹患其他心血管疾病發生，所建議採取的預防措施。

之所以按照一個人「有沒有發生過心血管疾病」來制定不同的預防策略，主要的原因在於：如果一個人已經發生過心肌梗塞，或者中風等心血管疾病，那麼可以想見血壓、血糖、膽固醇等指標控制手段就要比較嚴格，這可能也代表需要吃比較多種類或效用更強的藥物。

下面列舉的是參考自美國心臟醫學會以美國糖尿病醫學會，關於初級預防的五個面向，以及十點建議，給大家參考：

② 初級預防 5 面向：ABCDE 口訣

初級預防的五個面向，可以畫成圓餅圖如下說明，請順時針閱讀。

A：Aspirin（現在已經不建議常規吃阿斯匹靈了），筆者認為可以改成
　　Age（年齡）。

B：Blood pressure（血壓），小於 130 ／ 80 mmHg。

C：Cholesterol（膽固醇），以風險計算流程圖來評估是否建議使用膽固
　　醇藥物。

C：Cigarettes（香菸），藥物介入或行為治療戒菸。

D：Diet（飲食），飲食控制與體重管理。

D：Diabetes（糖尿病），血糖控管。

E：Exercise 運動。

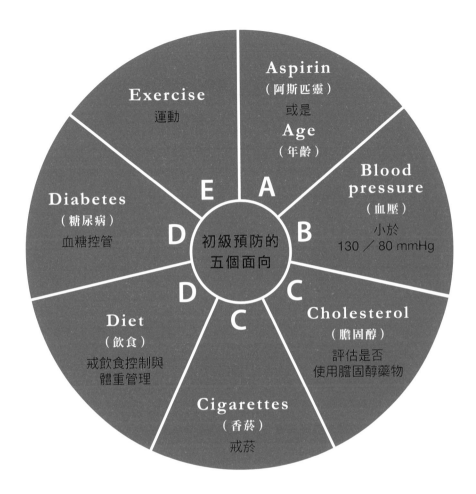

③ 初級預防 10 點建議

我們直接來看美國心臟醫學會所公布對於預防心血管疾病的十點建議：

第 1 點：健康生活方式

預防動脈粥樣硬化性血管病、心臟衰竭、心房顫動（一種心律不整）最重要的方法是終生提倡健康的生活方式。

第 2 點：團隊護理

以團隊為基礎的護理方法是預防心血管疾病的有效策略。由臨床醫師評估每位患者的社會、經濟、家庭等因素，量身定制治療決策。

第 3 點：成年人心血管疾病風險評估

年滿 40 至 75 歲成年人應每十年進行動脈粥樣硬化性心血管疾病（ASCVD）風險評估，並在開始藥物治療（如抗高血壓治療）之前進行臨床用藥風險討論，確認使用史汀（Statin）類降膽固醇藥物或阿斯匹林的風險性。此外，評估其他風險增強因素，也可以幫助決定如何進行預防的動作。同時，定期進行冠狀動脈鈣掃描（一種電腦斷層掃描）也可以達到預防工作。

第 4 點：健康飲食

所有成年人都應保持健康飲食，強調攝入蔬菜、水果、堅果、全穀物、植物或動物蛋白和魚類，並儘量減少反式脂肪、紅肉和加工紅肉、精製碳水化合物的攝入量，以及加糖飲料。對於超重和肥胖的成年人，建議通過諮詢和熱量限制來實現和保持體重減輕。同時請注意，已經不再強調飽和脂肪的攝取限制。

第 5 點：適度運動

成年人每週應至少進行 150 分鐘的中等強度運動，或每周至少 75 分鐘的高強度運動。

第 6 點：第 II 型糖尿病患者要特別注意

對於患有第 II 型糖尿病的成年人，改善飲食習慣和達到訓練建議等生活方式的改變，至關重要。如果需要藥物治療，口服降血糖藥 Metformin 是一線治療用藥。

第 7 點：戒菸

所有成年人在每次就診時都應接受菸草使用情況評估，應協助並強烈建議抽菸者戒菸。

第 8 點：少用阿斯匹林

由於缺乏明顯好處，阿斯匹林在常規初級預防中應少用。

第 9 點：高風險者注意史汀（Statin）類藥物的使用

心血管疾病高風險的患者使用此類藥物有變化要隨時和醫師反應、調整。所謂高風險者，一是低密度脂蛋白（LDL）升高（≥190 mg／dL）者，二是糖尿病患者，三是 40 至 75 歲經計算心血管疾病 10 年罹病率＞7.5％者。

第 10 點：預防高血壓

建議對所有血壓升高或高血壓的成年人都要定期量血壓，同時對於需要藥物治療的患者，目標血壓一般應＜130／80 mm Hg。

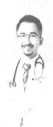

俠醫小整理 🖋

　　心血管疾病的風險因子，按照 Ａ、Ｂ、Ｃ、Ｄ、Ｅ 的順序就是：年齡、高血壓、抽菸、糖尿病、過度肥胖、不運動等。近幾年臨床建議最大的改變在於，不再強調降低飽和脂肪攝取，以及不再強調膽固醇要愈低愈好，而是分為初級預防、次級預防，根據每個人的風險計算做不同建議，看是只調整生活型態調整就好，還是需要使用藥物。

　　特別值得一提的是，在台灣，除了上述危險因子之外，還有一項跟心血管疾病習習相關的危險因素，那就是**腎臟病**。而且，腎功退化愈厲害、心臟病風險愈高，洗腎病患的心血管疾病死亡率，甚至高達普通人的 **500 ～ 1000 倍**！至於一個人要怎麼樣知道自己的腎臟好不好呢？本書後面會有專文說明。

心碎症候群

**非知不可
的心知識
7**

所謂的「心碎」原本只是指傷心到極致的一種形容詞，但沒想到醫學研究顯示，人傷心和壓力大到一個程度，是真的會傷害心臟，形成「心碎症候群」。

人太傷心，真的會「心碎」

一位 30 幾歲的男生，因為急性胸痛送到急診室，診斷為疑似急性心肌梗塞，所以就趕快去做心導管。結果心導管一做，奇怪，三條血管都是通的，完全沒有堵塞的情形。可是，整顆心臟卻變成很奇怪的形狀，像是一個葫蘆的樣子。原來，這個年輕人長年在外縣市當業務，壓力很大，媽媽又罹患癌症，最近爸爸卻又突然車禍意外過世，以致他一下子情緒負荷不過來，竟對心臟肌肉造成了損傷。

1986 年，一位 44 歲的女士被送到麻塞諸塞綜合醫院。原來她下午突然覺得極度胸悶，疼痛感甚至放射到左臂。這是典型的心臟病發作症狀，但令人不解的是，她並未患有冠狀動脈性心臟病，心臟周圍血管裡也沒有危及生命的血栓。表面看來像是心臟病發作，但其實不是。因為雖然這位患者的心肌明顯受損，卻非生理原因導致，而是由情緒引起的，原因是當天早些時候，這位女士剛剛得知她 17 歲的兒子自殺身亡。

以上兩個例子顯示的病症現在醫學上叫做心碎症候群（Broken heart syndrome），或壓力性心肌症（stresscardiomyopathy），又叫章魚壺心肌症（Takotsubo Cardiomyopathy），最早是在 1990 年，由日本的佐藤醫師等人所發表，是一種由生理或情緒壓力，造成高濃度的壓力賀爾蒙分泌，進一步造成的心臟受傷。

動物也會有「捕捉性心肌病變」

其實，不只人類會因為壓力造成心臟受傷，動物也會。

1970 年代，野生生物學家和獸醫就發現，當動物被捕食者抓住後，血液中的腎上腺素就會飆高，造成心肌受損。學者把這種現象稱作「捕捉性心肌病變」（capture myopathy）。醫界將動物的捕捉性心肌病跟人類章魚壺心肌症做比較，發現心肌受損的情況非常像。因為哺乳動物的心臟，壓力賀爾蒙的感受器在心尖心肌細胞最多，這也說明為什麼壓力刺激後，高濃度腎上腺素、心尖心肌都是受傷最嚴重的部位。

心碎症候群的臨床表現與急性心肌梗塞常常無法區分，最常見的症狀為急性胸痛（約占 70％）和呼吸困難（約占 20％）。還好，隨著腎上腺素濃度回到正常而恢復，心臟的傷害會在幾天到幾週內恢復正常。整體來說，心碎症候群的死亡率約 1 ～ 2％。

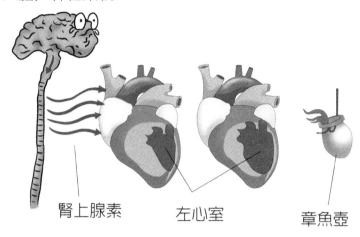

大腦／神經系統

腎上腺素　　左心室　　章魚壺

情緒壓力會引起壓力賀爾蒙失調，造成心臟受傷部位的變形有如
「章魚壺」一般，也就是所謂的「心碎症候群」，又稱為「章魚
壺心肌症」。

非知不可
的心知識
8

我這輩子會不會
得心臟病死掉？

有一句閩南語俗諺叫做：「心思不定，抽籤算命。」而如果我們想知道
自己這輩子會不會得心臟病，還有比抽籤及算命更好的選擇，也就是幫自己
算病。不過要注意，這個計算器的適用年齡必須介於 40 歲到 79 歲才行。

美國心臟病學會（ACC），根據心血管疾病的危險因子設計了一款「心
臟病得病機率」計算器，協助醫師在患者初次就診時，估計患者 10 年內罹患
心血管疾病的風險。預測不同介入措施（如生活形態改善、藥物介入等）對

患者風險的潛在影響，以便在回診時重新評估風險。

　　現在，大家也可以在家裡幫自己「算算看」，QR Codec 和
網址分別如下：https://tools.acc.org/ascvd-risk-estimator-plus/#!/
calculate/estimate/

　　依序填入 12 項指標，包含：性別、種族、收縮壓、舒張壓、總膽固醇、
高密度脂蛋白、低密度脂蛋白、是否有糖尿病、是否抽菸（有抽菸包括偶爾
抽／戒七天以上／從來沒抽菸）、是否在吃血壓藥、是否在吃史汀（Statin）
類降血脂藥、是否在吃阿斯匹靈等，填完就會跑出一個以百分比呈現的風險
估計值。像我們屬於東方亞洲黃種人，種族那邊要點選「其他」。

　　判讀標準如下。

- 低風險：＜ 5％
- 臨界風險：5％至 7.4％
- 中等風險：7.5％至 19.9％。從 7.5％開始算一個臨界值。
- 高風險：≥20％

　　右頁就是以筆者的數據做出的結果。

　　以筆者自己來說，10 年心血管風險機率是 0.7％，標準健康人對比是
0.6％，所以屬於低風險。

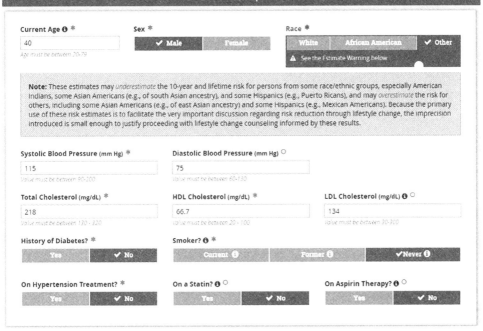

0.7% Low	**Current 10-Year ASCVD Risk**

| Lifetime ASCVD Risk: **46%** | Optimal ASCVD Risk: **0.6%** |

Current Age ❶ *
40
Age must be between 20-79

Sex *
[✔ **Male**] [**Female**]

Race *
[**White**] [**African American**] [✔ **Other**]
⚠ See the Estimate Warning below

Note: These estimates may *underestimate* the 10-year and lifetime risk for persons from some race/ethnic groups, especially American Indians, some Asian Americans (e.g., of south Asian ancestry), and some Hispanics (e.g., Puerto Ricans), and may *overestimate* the risk for others, including some Asian Americans (e.g., of east Asian ancestry) and some Hispanics (e.g., Mexican Americans). Because the primary use of these risk estimates is to facilitate the very important discussion regarding risk reduction through lifestyle change, the imprecision introduced is small enough to justify proceeding with lifestyle change counseling informed by these results.

Systolic Blood Pressure (mm Hg) *
115
Value must be between 90-200

Diastolic Blood Pressure (mm Hg) ○
75
Value must be between 60-130

Total Cholesterol (mg/dL) *
218
Value must be between 130 - 320

HDL Cholesterol (mg/dL) *
66.7
Value must be between 20 - 100

LDL Cholesterol (mg/dL) ❶ ○
134
Value must be between 30-300

History of Diabetes? *
[**Yes**] [✔ **No**]

Smoker? ❶ *
[**Current ❶**] [**Former ❶**] [✔**Never ❶**]

On Hypertension Treatment? *
[**Yes**] [✔ **No**]

On a Statin? ❶ ○
[**Yes**] [✔ **No**]

On Aspirin Therapy? ❶ ○
[**Yes**] [✔ **No**]

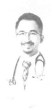

俠醫小整理 ✐

　　根據每個人不同狀況採取最適合的策略才是比較妥當的，重要的是，每個人都不應該只聽醫師說怎樣就怎樣，而是應該瞭解自己為什麼吃這些藥！

心肌梗塞跟哪些
基因有關係？

　　隨著基因研究的進步，許多過去有遺傳傾向的心血管疾病，陸續被發現確實跟基因有關。根據一項名為「遺傳性心血管疾病的基因檢測：美國心臟協會的科學觀點」的研究顯示，列舉多達 15 項有遺傳性質的心血管疾病，包含家族性主動脈剝離、麻凡氏症候群、心律不整、心肌病變（主要引起心臟衰竭）、脂肪代謝異常等。

　　而所有心臟病中，對全人類影響最大最可能會導致心肌梗塞的「冠狀動脈疾病」，也與基因異常有關。根據美國心臟醫學會的研究顯示，冠狀動脈疾病的遺傳比例高達 40 ～ 60%，並列舉目前已知 22 個相關的基因，包括影響膽固醇與脂質代謝的 PCSK9、LPL，還有跟血管內皮功能有關的 ADAMTS7、CXCL12，跟壞膽固醇（低密度脂蛋白）清除有關的 LDLR、APOE 等等。

　　想知道自己有沒有攜帶以上基因的危險變異嗎？目前臺灣有些機構有提供基因篩檢的服務。不過，基因變異不是決定會不會生病唯一的因素，即便是有基因變異，後天好好保養預防還是最重要的。

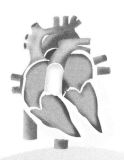

Chapter

2

常見的心臟
三大疾病（二）&
相關手術

疾病 **3** 心門壞掉了！——
心臟瓣膜疾病

心臟瓣膜為什麼會壞掉？

很簡單，大部分就是老化、退化了。就像住了幾十年的房子，歷經風吹雨打後，門窗難免會有關不緊、打不開的狀況。同樣的，用了幾十年的心臟，歷經血流衝擊，也同樣會有毀損、退化的情形。

心臟瓣膜的疾病，是人類一個古老的疾病。事實上，最早的瓣膜手術在人工心肺機出現以前就開始了。那時候因為心臟瓣膜硬化打不開，醫師在沒有人工心肺機的輔助之下，只好直接用手指去戳開狹窄的瓣膜。舉個不好聽卻是事實的例子，這就像伸手去挖流理臺排水孔深部看不見的菜渣一樣，只能說「有通就好」。

再者，經過幾十年的發展，瓣膜手術已經非常成熟了，更進入微創手術的時代。在臺灣，瓣膜手術開始受到一般人的關注，應該始於劉真女士的微創瓣膜手術事件。本文則透過故事案例解說，介紹幾個一般民眾最有興趣、關於心臟瓣膜的問題。

人類的心臟有四個像門的構造的瓣膜，這四扇「門」裡面，其中兩扇又特別重要，也是最常出問題的兩個：分別是連接左心室與大動脈的「**主動**

脈瓣膜」，以及左心房與左心室的「**二尖瓣膜**」。可以說心臟瓣膜的問題，90％都是這兩個門出問題。而無論是哪一種瓣膜，壞掉的型態不外乎硬化打不開，或鬆脫關不緊等兩類情形。

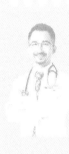

俠醫小整理 🖉

一般所說的心臟內科，在台灣主要分為以下四個部門：

1. 介入科：專門做心導管、放支架、治療心血管阻塞。

2. 電生理科：專門針對電路異常做電燒、或者裝置自動起搏器（裝電池）。

3. 心臟衰竭科：專門治療心臟衰竭。

4. 小兒心臟科

而心臟外科，主要有以下三個部門：

1. 成人心臟外科：專門治療成人心臟病，主要是冠狀動脈繞道、瓣膜手術兩類為大宗。

2. 小兒心臟外科：專門治療小兒先天性心臟病

3. 血管外科：大動脈疾病（主動脈瘤、主動脈剝離）、週邊血管疾病（包含下肢動脈阻塞、靜脈栓塞、靜脈曲張等等）

心臟瓣膜太硬打不開：主動脈瓣膜狹窄

臨床上，主動脈瓣膜狹窄是先進地區裡所有瓣膜疾病裡面最常見的，本文分以下幾種來說明。

① 主動脈瓣膜狹窄比癌症還致命

71 歲的陳老太太，平常身體很健康沒有什麼特別的慢性病。最近卻常常感覺胸口莫名一陣刺痛，有時候還伴隨著胸悶的感覺。老太太剛聽說鄰居有人前陣子因為「心肌梗塞」死掉，很緊張，於是掛了「心臟內科」的門診。

本來醫師聽她的描述也以為是血管阻塞，結果把聽診器放到胸口一聽，才赫然發現有「呼～呼～呼～」像颱風的心雜音非常大聲，詳細檢查以後，確定老太太的「心絞痛」不是因為我們前面提過的「血管堵塞」造成的，而是「**主動脈瓣膜狹窄**」。

話說正常人的主動脈瓣膜開口約 3 平方公分，小於 1 平方公分的話稱為「重度狹窄」。這位老太太的主動脈瓣膜開口只剩下 0.73 平方公分，可以說是「**只剩一條縫**」了！

主動脈瓣膜狹窄，一旦到了不舒服必須去看醫師的程度，通常都已經變得很致命的疾病。根據經典的研究顯示（見下圖表），從有症狀開始到死亡，平均只有三年。所以，如果已經出現心臟衰竭的現象，很可能只有不到一到兩年的壽命，可以說比很多癌症都還致命，這一點要特別注意預防才行。

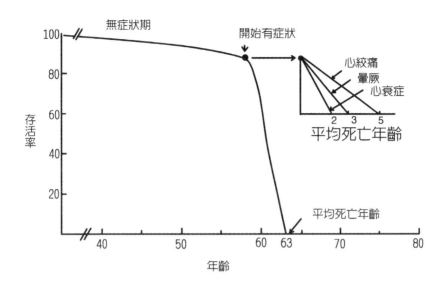

② 主動脈瓣膜狹窄四大主因一：退化性瓣膜心臟病

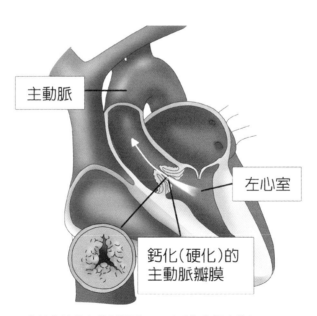

硬化後窄縮的主動脈瓣膜，可以看像老橘皮的切面。
硬化後無法正常打開。

退化是最常見的原因。

因為心臟的瓣膜每天被血流衝擊，開開關關用了幾十年，慢慢的組織就鈣化、硬化掉了，正因為原因是「年久失修」，所以患者通常都超過 60 歲。本文中的陳老太太就是退化性瓣膜。開刀的時候可以看到原本應該是軟軟的瓣膜上面佈滿堅硬的「石頭」，有時候清理這些鈣化就需要花上一、兩個小時。

③ 主動脈瓣膜狹窄四大主因二：風溼性瓣膜心臟病

1990 年代以前，瓣膜狹窄常見的原因是「風溼性心臟病」。雖然這個名詞裡面有「風濕」兩個字，但是跟「風濕」其實一點關係也沒有，而是過去衛生條件不好，小朋友容易感染「肺炎鏈球菌」，導致發高燒（稱為「風濕熱」），引起身體的發炎反應有關。

有些小朋友雖然感染痊癒了，但是身體的免疫發炎反應攻擊心臟瓣膜，造成瓣膜提早退化、鈣化。這種病的特色是患者都很年輕，一般在 30 多歲瓣膜就壞掉不能用了。特別說明的是，風濕性心臟病除了造成主動脈瓣膜狹窄以外，也會造成二尖瓣狹窄。

幸運的是，風濕性心臟病隨著時代進步，以及鏈球菌疫苗的普及，除了一些第三世界發展中國家或落後地區之外，現在已經很少見了。

④ 主動脈瓣膜狹窄四大主因三：狼瘡性瓣膜心臟病

「紅斑性狼瘡」是一種自體免疫疾病。由於自體免疫系統失調，身體產生的抗體跑去攻擊自己的心臟瓣膜，久了以後瓣膜就壞掉了，所以稱之。有位罹患紅斑性狼瘡的 35 歲女生很特別，一開始我看她肉肉的，以為她是因為

長期吃類固醇造成的，沒想到其實是因為瓣膜狹窄，稍微運動就會喘，所以就胖了。開刀以後體力恢復了，過半年就瘦下來了！

⑤ 主動脈瓣膜狹窄四大主因四：雙葉型瓣膜心臟病

這症狀算是先天性心臟病的一種。

正常來講，主動脈瓣膜應該要有三個葉片（從正面看下去就像一台賓士車LOGO 的形狀）。有些人先天瓣膜分化異常，原本的三片變成只有兩片，而雙葉的構造在流體力學上是有問題的，所以也會在大概 50 歲左右提早退化掉。

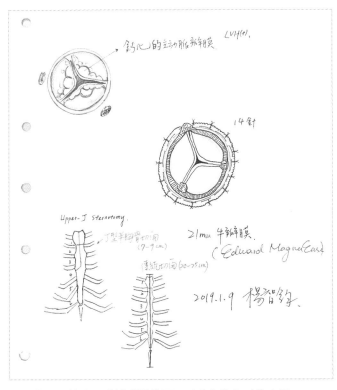

這是筆者手繪的心臟瓣膜構造圖，以作為施行手術之用。
可以看到主動脈瓣膜確實非常像賓士車的 LOGO。

由上面 5 個原因我們就可以知道，主動脈瓣膜狹窄都是由「某種因素」造成瓣膜受損、退化、鈣化，到最後開口愈來愈小引起的。因為原因不同發病的年紀也不一樣，最早壞的是風濕性瓣膜跟狼瘡性瓣膜，常見於中國部分內陸地區等較落後地區。一般 30 多歲就得開刀改善。

另外則是先天性的雙葉性瓣膜，大概 50 多歲需要手術。比如劉真女士，很可能就是具有某種型態的先天性瓣膜異常。

最後，也是最大宗的是退化性瓣膜，很多患者都超過 70、80 歲。由於這群人的年紀又特別大，要「開心臟」通常患者跟家屬的心理壓力都很大，做手術前更需要審慎的評估。而目前主動脈瓣膜狹窄很大的比例都可以採用微創瓣膜手術，關於這一點我們稍後再展開細說。

密碼 23

心臟瓣膜太鬆關不緊：二尖瓣膜逆流是什麼？

既然「主動脈瓣膜」會狹窄，那其他的瓣膜會不會狹窄呢？答案當然是會的。其實理論上四個瓣膜應該都會有兩種型態的問題：打不開（狹窄），以及關不緊（逆流）。

但人體的奧妙之處就在這裡，以主動脈瓣膜來講，狹窄的狀況遠遠多於逆流。不過，另一個「主角」二尖瓣，則恰恰相反，逆流的狀況遠多於狹窄，這裡我們就來介紹「二尖瓣逆流」。

① 瓣膜關不緊會怎樣？

二尖瓣關不緊，是第二大類的心臟瓣膜疾病。

如前所述，心臟裡面的瓣膜好比水道溝渠的閘門，心臟的二尖瓣就是來自肺部的血液流進心臟的「閘門」。想像一下，這個門如果打開後卻關不緊的話，血液就會「倒灌」到肺部，肺部就會「淹水」，就是我們講的「肺積水」。患者會變得呼吸相當困難、喘不過氣來。下面我們就來看個例子。

66 歲的阿嬤，瘦到只剩 42 公斤，她的臉、身體都很瘦小，就像長期營養不良的樣子；然而，相反的是，兩腳卻很粗大，有嚴重的水腫。

阿嬤坐在診間椅子上，低著頭、蜷曲著身體，肩膀隨著呼吸上下起伏，非常費力的樣子。這樣的情形恐怕很多人會說，既然坐著那麼喘，回家躺著不就舒服點了嗎？恰恰相反，因為一旦平躺下去就喘得更厲害（平躺就等於沉入水裡，當然呼吸困難），而這正是患者最可憐的地方—就連睡覺的時候，都必須維持這種坐著的姿勢，沒辦法躺著睡，醫學上稱這種狀態為「端坐呼吸」（其實，這樣的姿勢與其說是「睡著」，不如說是「累到暈過去」）

我把聽診器放到阿嬤的胸口，馬上聽到如颱風般呼呼作響的心雜音，同時，細看左邊第四、第五肋間的地方，甚至還可以明顯看到心臟頂著骨頭跟皮膚，好像快要爆出來的樣子，這就是因為呼吸困難而用力呼吸的徵象。於是馬上安排心臟超音波之後，果然發現阿嬤罹患了「二尖瓣膜重度逆流」。

那麼，為什麼心臟瓣膜會鬆脫、關不緊呢？

② 二尖瓣的結構：單向的雙片拉門

心臟有四個瓣膜，如下圖。其中二尖瓣構造就類似在西部牛仔電影裡的酒吧常看到的雙片式推門。（就是酒吧裡有人鬧事，警長或是主角「呼拉」一聲推開登場的那種門）。

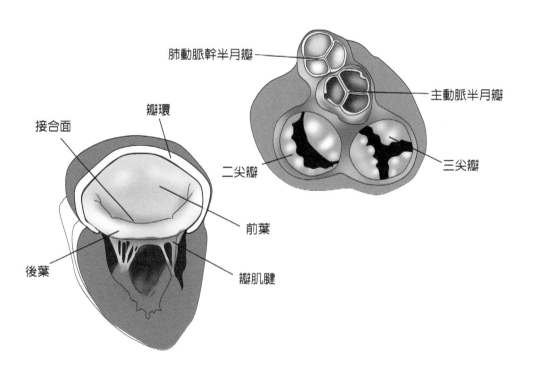

但是，兩者最大的差別在於，酒吧雙片式推門是「可進可出」雙向的，但是二尖瓣是「只進不出」單向的。那麼上帝是怎麼設計人體的二尖瓣，讓它「只能往一邊開」的呢？簡單來說，二尖瓣膜的四大結構包含：瓣環（門框）、前後瓣葉（門板）、接合面、腱索（瓣肌腱）。這裡面有以下兩個設計，可以保證單向暢通的機制。

前端接合面

酒吧的門可以雙開，其中一個原因就是兩片門互相沒有接觸。相反的，二尖瓣的兩片瓣膜，開的時候彼此分開，關的時候前端卻會彼此卡緊。這兩片瓣膜前端彼此接觸的區域就稱為「接合面」。如果兩片瓣膜距離被拉開，那麼就會關不緊。

腱索（瓣肌腱）

除了接合面之外，瓣膜內側還有繩子拉住，也就是腱索，讓另一端錨定在牆壁上。但如果繩子斷掉（腱索斷裂），自然也會造成關不緊。

因此，只要二尖瓣這四種結構當中有任何一種遭受破壞，瓣膜就關不緊而產生「逆流」。根據這四種原因，就產生四種不同的退化型態：

③ 二尖瓣退化的四大類型

臨床上將二尖瓣逆流的原因分成四大類：

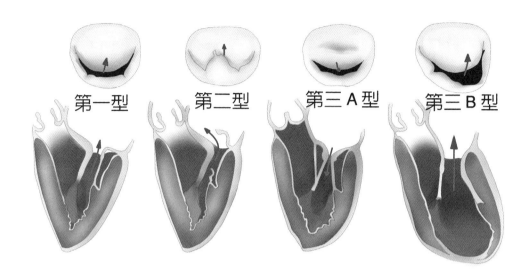

- **第一型**：門框太鬆（瓣環擴大），通常是心臟衰竭導致心臟脹大引起，但是瓣膜結構本身是完整的。
- **第二型**：繩子（腱索）斷掉，或門板（瓣葉）壞掉飄出去。
- **第三A型**：繩子（腱索）硬化短縮，或門板（瓣葉）硬化拉不起來。
- **第三B型**：心肌梗塞以後心臟變形，瓣膜被扯開，關不起來。

　　這樣分類的目的是正確區分治療方式，也就是決定如何進行「修補手法」。所以，術前的正確分類對於「修補手術」的成功很重要。

談到修補手術，接下來大家可能會問：瓣膜壞了難道可以修嗎？不用換掉嗎？或是，不嚴重可以先吃藥就好嗎？

密碼 24
心臟瓣膜壞掉怎麼治療？

談到修補手術，大家可能會問：瓣膜壞了難道可以修嗎？不用換掉嗎？或是，不嚴重可以先吃藥就好嗎？

① 心臟瓣膜壞掉能不能靠吃藥改善？

雖然現在開心手術技術成熟，成功率很高，但是患者聽到要「開心臟」，還是非常害怕，一點也開心不起來。這完全可以理解，畢竟再怎麼說，比起痔瘡或割盲腸，心臟手術還是算大手術。所以常有患者問醫師：「可不可以先吃藥就好？」但是心臟瓣膜壞掉，就跟房子的門窗壞掉一樣，是需要整修的，往往很難光靠藥物來控制，這點要請大家理解。

② 什麼情況需要開刀？

其實臺灣人非常會忍耐，通常都拖到受不了了，或非常嚴重了，甚至已經喘到送急診插管了，才不得不勉強接受手術。

舉個例子，有一位 80 多歲的阿嬤，因為急性心臟衰竭、肺水腫插管，被送到加護病房，結果就是因為瓣膜狹窄太厲害引起的。跟女兒一談才發現，

患者早在 5 年前就有喘不過氣的症狀，那時候就發現瓣膜有問題，建議開刀，但是阿嬤一直說自己已經活夠了、走了就算了，不想再受罪。沒想到拖了好幾年、中間其實也有兩、三次因為喘不過氣住院，直到現在嚴重到插管了，才不得不開刀，可是這時候開刀手術風險就變非常高了，家屬一下子也陷入兩難，真是值得警惕的情形！

　　而對於什麼情況需要開刀，歐美都有制定治療指引。簡單來說，如果出現下面三種情形，就會建議趕快做手術治療：

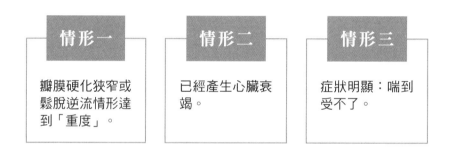

情形一	情形二	情形三
瓣膜硬化狹窄或鬆脫逆流情形達到「重度」。	已經產生心臟衰竭。	症狀明顯：喘到受不了。

③ 心臟瓣膜壞掉怎麼開？

　　就跟門窗壞掉一樣，可以修就修理，不能修理才換新的。心臟瓣膜手術，主要也分為**「修補」**跟**「置換」**兩種手法。

哪些瓣膜可以修？

　　心臟的四個瓣膜裡面，二尖瓣、三尖瓣一般可以做修補手術。主動脈瓣膜以及肺動脈瓣則以置換為主，少部分情形可以修補。

瓣膜修補的手法很多，以「二尖瓣修補手術」為例，主要手法有五種：

- 角狀切除
- 後葉游離
- 接合關閉
- 腱索重建
- 瓣環固定

修補手術的好處：保留人體原生瓣膜

東西壞了幹嘛要修？直接換新的不是更好嗎？不過，「人工瓣膜」再怎麼好，還是比不上「媽生的」瓣膜，能修的話會盡量使用修補的手法。不過，修補手術很講究醫師經驗，如果沒有修得很好，過沒幾年就又復發，還得再次開刀，反而不如直接換一個新的瓣膜。

④ 人工瓣膜，換哪一種最好？

如果自家要換大門，大家會想換哪一種門呢？鐵門很堅固，但不透氣；玻璃門透光，但是很熱；紗門透氣，但不耐用。因此，沒有一種門是完美的，各有好壞，有的價錢還很貴，對吧？

人工瓣膜也是一樣，各具特色。主要分成三種：超合金瓣膜（碳合金）、牛心瓣膜、豬心瓣膜，下頁圖表幫大家分析一下。

總的來說，合金瓣膜耐用度最高，但缺點是必須終生服用「抗凝血劑」，以避免瓣膜的關節卡血塊，抗凝血劑吃久了，出血風險比較高。相對的，生物組織瓣膜不需要長期服用抗凝血劑，但畢竟是動物的組織，耐用度比較低。總之，必須依照每個人的狀況來做選擇。

種類	超合金	牛	豬
	住 （註 1）		（註 2）
分類	機械瓣膜	生物組織瓣膜	
耐用度	＞ 20 年	10 ～ 15 年	＜ 10 年
長期吃藥	需要	不用	不用
出血風險	有	無	
費用	健保給付	自費（約 15-20 萬）	健保給付
適合年齡	45 ～ 60 歲	60 ～ 75 歲	＞ 75 歲
特別適用條件	已有心律不整	日後可望做微創瓣膜植入者	
特別不適合族群	生育年齡婦女、曾腦出血、高強度危險工作者	無	瓣環太小的

註 1：超合金瓣膜圖片資料來源：Sorin Group
註 2：豬的生物組織瓣膜圖片版權所有歸屬於 St. Jude Medical
製表：楊智鈞醫師

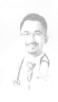

俠醫小整理 🖊

瓣膜壞掉能不能修理？還是要換掉？如果要換掉的話，要換哪一種？

每個患者都不一樣，心臟外科醫師需根據每個人的狀況去做判斷。而現在瓣膜手術除了傳統的開心手術之外，還進展到微創心臟手術，甚至免開胸瓣膜植入手術，本文一開始的那位阿嬤，最後就是採用「免開胸微創瓣膜植入」的方法，避免在身體很差的情形下開刀的風險。

接下來我們將會介紹現在瓣膜手術最新的「微創開刀技術」！

密碼 **25**

小小蛀牙，竟然造成瓣膜被細菌吃掉了？

一位民眾因為長期蛀牙沒處理，後來慢慢產生喘不過氣、心臟疼痛的狀況，到醫院檢查才發現，竟然是心臟的瓣膜發生嚴重毀損，而且上面長有不明的贅生物，到底是怎麼回事呢？

① 感染性心內膜炎

這個民眾得的病叫做「感染性心內膜炎」。起因是身體先受到某種細菌感染，細菌在血液裡面隨著血液循環「隨波逐流」，最後跑到心臟瓣膜，引發此症。

在開發中國家，環境衛生條件不佳，這種病的細菌感染來源常常是肺炎、咽喉炎（鏈球菌）引起。而在像台灣這樣的先進國家，最常見的細菌來源，就是「一口爛牙」的口腔。

人類口中的細菌很多，如果透過腐爛的蛀牙或牙齦發炎進入血液中，就很有可能感染心臟。醫學研究已經證實，牙周病與「細菌性心內膜炎」有很高的相關性。

原來，一部分的細菌經過心臟的時候，沾黏在心臟的瓣膜上面「築巢、繁殖」，變成一坨「細菌團塊」（醫學上稱做「贅生物」）。接著會產生兩大影響：

第一，心臟瓣膜被細菌吃掉，造成瓣膜毀損、心臟衰竭。

第二，「細菌團塊」掉下來，隨著血流跑到其他地方，比如腦部造成「細菌性腦中風」、腦膿瘍、全身性感染、致死性的敗血症等問題。

這種情形下，光打抗生素沒有用。打個比方，你看到家裡有螞蟻，光拿殺蟲劑把看到的螞蟻噴死沒有用，一定要把「蟻巢」剷除才行。細菌感染瓣膜也是一樣，細菌就好比螞蟻，而細菌團塊就好比「蟻巢」，除了打抗生素把在血液裡面跑的細菌殺死之外，也要開刀將把感染的瓣膜連同沾黏在上面的「細菌團塊」一併切除，再加上長期的抗生素治療，才能根治。由於這樣的患者身體正在感染發炎風暴中，手術風險又比一般開心患者來得高！

② 細菌對人工瓣膜沒在客氣，照吃不誤

筆者日前幫一名已經換過人工瓣膜的患者開刀。心臟打開、割下瓣膜的時候，發現這顆瓣膜的內側長滿細菌贅生物，非常可怕，如下圖。

這個患者果然有長期蛀牙的情況，而且又特別愛吃可能沒有好好處理的生魚片（還是自己去溪水釣的），可能也有關係。

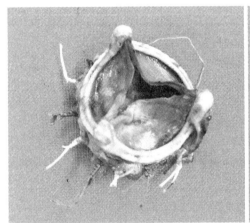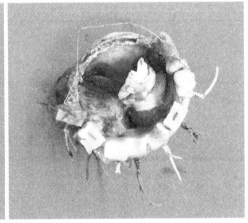

左圖為心內膜炎患者開刀取下的感染人工瓣膜（正面）；右圖則為開刀切下的人工瓣膜背側，針頭所指即為細菌贅生物。

③ 吊點滴，小心「針具感染」

以上所說的「細菌感染心臟瓣膜」，通常是侵犯左半邊的心臟瓣膜，很少吃到右半邊的，只有一種情況例外：針頭感染。

過去有一群人特別容易感染右半邊心臟的細菌感染：「施打毒品、共用

不潔針頭」的毒癮者。現在時代進步，大多的毒品都用吸食的，打海洛因的人少了，這種病才慢慢減少了。

沒想到，睽違數年竟又讓我碰上一位「心臟右邊瓣膜（三尖瓣）感染」的病患！這是一位朋友的朋友的媽媽，因為發燒住院打抗生素，後來發現是心臟右邊瓣膜感染！

她當然沒有打毒品的習慣，細問之下，原來這位媽媽很喜歡「**到診所吊點滴**」，幾乎每個禮拜天天報到，加上血液培養的細菌是典型的「**表皮細菌**」（金黃色葡萄球菌），幾乎可以高度懷疑感染源就是「**接觸到不乾淨的針頭**」。

但原本的醫院治療相對保守，病情一直沒有控制住，與我諮詢判斷之後，馬上轉過來安排手術。打開心臟一看，瓣膜三片葉片中的其中一片已經完全被「蟻巢」（細菌團塊）牢牢咬住，並且吃得很深，已經無法保留瓣膜了，所幸瓣膜的「門框」還沒被吃穿，就把受影響的葉片全部切掉，更換人工瓣膜後，順利完成手術。如果再拖久一點可能就非常危險了！

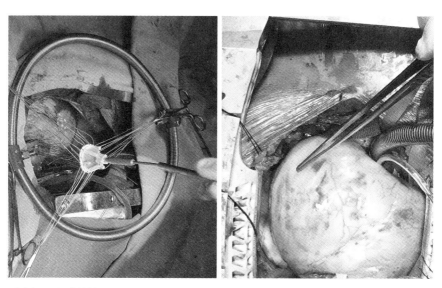

手術打開心臟的情形

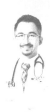

俠醫小整理 ✎

　　身為心臟外科醫師，「細菌性心內膜炎」恐怕是少數令人頭皮發麻的手術之一。開刀比起普通手術困難，危險性又高出3倍。兩件事情提醒大家：平時注意口腔清潔，有蛀牙或牙周病趕快治療。

1. 先前有換過人工瓣膜的患者，看牙齒、拔牙前請主動告知你的牙醫師，預防性服用抗生素，避免心臟被感染。

2. 有以下徵兆，可能是細菌侵犯心臟瓣膜的前兆，請立刻掛心臟科檢查：反覆發燒不退、氣喘、胸悶。

　　千萬別忘記，小細菌、也會產生大麻煩喔！

手術 **1** 開心手術好可怕？

不停跳手術是什麼？

　　心臟手術和其他器官的手術最大的不同及挑戰就是，如何控制心跳？這自然也是手術成敗的關鍵，本文就仔細和大家說明。

　　鋸開胸腔，用電燒輕輕的劃開心包膜，一顆有點過度脹大、繃繃跳動的心臟呈現在我眼前。70 多歲的老伯伯，因為三條冠狀動脈阻塞，要做冠狀動脈繞道（CABG）手術。不過，這台手術在我觸摸主動脈的那一刻，開始變得不一樣。

　　一摸主動脈，我就暗叫不妙！本來應該很有彈性的主動脈，這時候摸起來硬得像蛋殼，醫學上把這種主動脈因為嚴重鈣化，硬得跟乾隆花瓶一樣的情況叫做「瓷器主動脈」。

　　這是做繞道手術最怕遇到的情形。因為，這代表你沒辦法做「主動脈橫夾」（一種用夾子去夾住主動脈的動作），一旦夾主動脈可能就整條碎掉，那會是一樁慘劇！

為什麼開心臟要把「主動脈橫夾」？因為，不夾著主動脈就沒辦法讓跳動不已的心臟「停下來」，好好開刀。

① 暫時停止心跳

心臟就像一個不停跳動的馬達，也因此，要在心臟上面開刀非常困難，死亡率極高，曾經被視為是「惡魔的行徑」，直到人造馬達——人工心肺機的發明成功，加上心肌麻痺保護液配方，外科醫師終於有辦法讓心臟「暫時停止」下來好幾個小時，才能夠完成一個又一個的精密心臟手術。

而說起來，讓心臟能夠乖乖「暫停」數個小時，關鍵有三個：

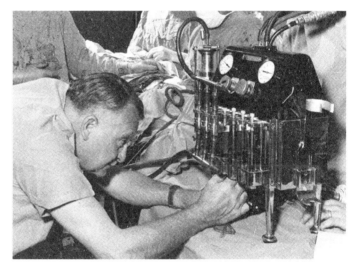

人工心肺機的出現，標示著心臟外科手術的劃時代進步，讓醫師們能夠完成一次又一次的精密手術。

② 關鍵 1：體外循環

將管子連接病患的主動脈跟右心房，以「人工心肺機」暫時代替人體的心臟、肺臟功能，並維持身體相關器官的運作。

③ 關鍵 2：降低體溫

用人工心肺機的「溫度調節器」（主要是一個水箱），把體溫降到攝氏 28 度。此時細胞代謝緩慢、心臟也會接近於停止。

④ 關鍵 3：心肌麻痺

又稱「心肌保護」。

是將主動脈橫夾將心臟與身體「隔離」，然後從夾子下方插一根針，灌入心肌保護液，達到保護心臟的作用。

再回到前面所提案例的老先生，因為主動脈脆得跟乾隆花瓶一樣，不能橫夾，就必須改做**「不停跳冠脈繞道手術」**（Beating heart CABG）。這個手術就是在心臟持續跳動的狀況下，直接進行血管繞道。其實雖然開刀的過程中心臟持續在跳，但是還是有專用的「心臟固定器」幫忙固定的：用一個U型吸盤把要接血管的局部壓住並切開血管，再以噴槍將流出的血液吹開，以便執行血管縫合。

約莫在 1990 年代，標榜心臟不用停止就能做冠狀動脈繞道的「不停跳手術」（Beating heart surgery）開始在美國流行開來。不過，現在的醫學證據證實：「常規執行不停跳手術沒有好處，反而有壞處。」最大的壞處就是「該接的沒有接，有接的沒有通」。

結論就是，現在我會考慮在以下三種情況中採取不停跳繞道手術：

- 「不碰主動脈繞道手術」：主動脈完全鈣化無法插心肺機管路
- 單條繞道手術
- 患者有非常高的出血風險，必須減量施打抗凝血劑。

有一個阿嬤心肌梗塞，裝了支架以後很快又塞住了，心臟內科醫師就轉給我們做繞道手術。一問之下發現，這個阿嬤支架很快塞住的原因真的是因為「沒辦法吃任何抗凝血藥物」。原來，她有鼻黏膜慢性潰爛的問題，而且怎麼醫都醫不好，只要吃一點抗凝血劑流鼻血就血流不止，因此不適合再裝支架，相關情形如右圖。

　　問題是，傳統繞道手術要使用人工心肺機進行「體外循環」的話，需要在術中施打大量的抗凝血劑，我們為了減低手術中使用的抗凝血劑，改採「不停跳繞道手術」，幫助阿嬤成功度過難關。

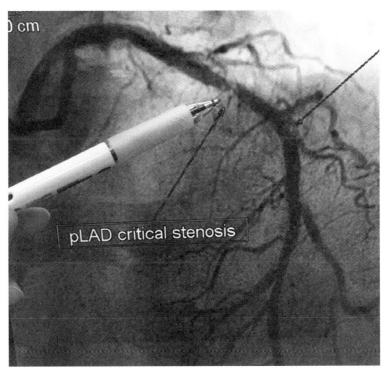

阿嬤冠狀動脈內的支架內雖然還算通暢，但支架前端卻出現嚴重再狹窄，只剩一條細縫，真的是「命懸一線」。

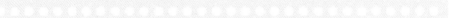

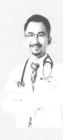

俠醫小整理 ✎

　　冠狀動脈繞道手術是一項歷久彌新的手術，能夠把該接的血管接好、接滿。同時，醫學研究證實：在常規的患者裡，不管是達文西手術，還是不停跳手術，對繞道手術的成功率與整體病患存活率並沒有顯著幫助。不過，在特殊情形之下，不停跳手術還是有執行的需要。

密碼 **27**

心臟繞道手術：拿什麼材料來「搭橋」？

　　59 歲賴姓男子，工作突發胸痛被送到急診室，診斷為急性心肌梗塞。一做心導管發現，他的 3 條冠狀動脈 1 條阻塞，2 條嚴重狹窄。患者兩年前就曾經因為心血管阻塞放過支架，這次檢查發現放的支架已幾乎完全堵住，同時另外 2 條血管也有嚴重狹窄的問題，無法放置支架。

　　經團隊討論評估後，轉由心臟外科以開心手術成功完成 3 條血管繞道手術，術後恢復良好。

① 冠狀脈繞道手術：心臟「搭橋」手術

心血管堵塞的治療方法，分為內科手法、外科手法兩種。

內科手法（打通）

俗稱導管手術。雖然也叫手術、但不是真的有開刀，而是用導線從血管內部穿過狹窄處，用球囊把堵塞的地方撐開，然後放支架撐住，是一種「打通」的概念。

外科手法（繞道）

又叫做「搭橋」，英文全名叫做 coronary artery bypass Grafting（CABG）。顧名思義，就是如果「打不通」，或是太多條同時塞住，就要取身體其他部位的血管，另外「蓋一條高速公路」過去，就可以打通了。

拿哪裡的血管來「搭橋」？

常用的血管材料有三種：

- 胸筋：內胸動脈，藏在胸骨下面。
- 腳筋：大隱靜脈，位於大腿內側。
- 手筋：橈動脈，前手臂內側（就是中醫把脈那一條）

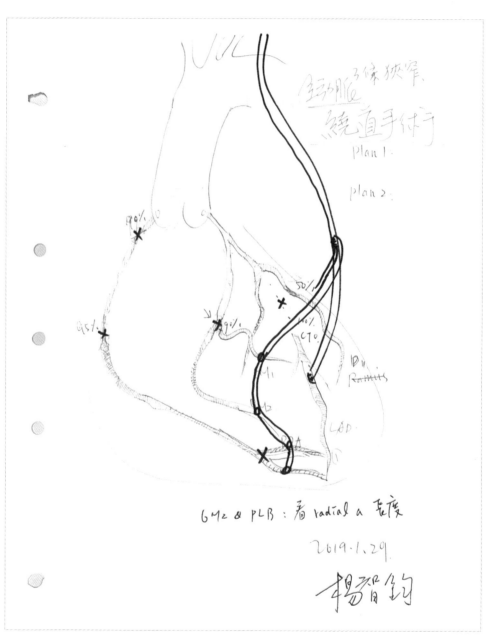

這是一張筆者手繪搭橋手術示意圖，是非常典型的三條冠狀動脈狹窄的繞道手術。

② 手筋、腳筋被抽掉，手腳會不會廢掉？

　　這是一個患者常常問到的問題，其實正常人的手前臂有兩條血管，彼此交通也很發達，把橈動脈取下不影響手的正常功能。腳筋也是一樣，大隱靜脈屬於淺層靜脈，抽取後血液可以改走深部靜脈，對腿部的血液循環都沒有影響，相關狀況如下圖。

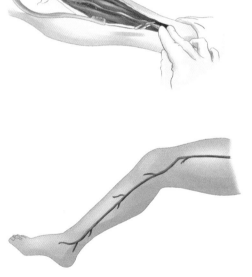

圖上為手的橈動脈，圖下為腳的大隱靜脈。

③ 不同血管耐用度不一樣嗎？其實是「門當戶對」的概念

　　民眾最常問的問題就是，有動脈、靜脈那麼多不同的血管，那到底拿什麼來接，有差別嗎？

其實接血管就跟傳統觀念中的嫁女兒一樣，是一個講究門當戶對的概念。比如，一個從小生活在純樸鄉下，過著無憂無慮日子長大的單純女孩，假如有一天嫁到大都市、大企業裡面當媳婦，那麼在這種壓力超高的環境下生活，很可能撐不了幾年就以悲劇收場。

血管也是一樣，動脈是高壓血管，而靜脈是低壓血管。在急診室打點滴抽血就是打靜脈，如果打漏針了，頂多就是流幾滴血。可是，如果是動脈被割破了，那不得了，血壓 140、150mmHg，那是會噴到天花板。

而所謂**動脈繞道手術**，如果拿靜脈來接的話，就相當於把低壓系統接到高壓系統上，就像嫁去大城市的小姑娘一樣，時間一久，這種靜脈血管長期承受高壓環境，就會發生硬化堵塞的情形。

另外，不同的搭橋材料耐用度自然是有分別的。一般來說，超過五年的長期通暢率，內胸動脈為＞95％，橈動脈約為 80～90％，大隱靜脈約為 60～70％。簡單講就是胸筋＞手筋＞腳筋。而只用胸筋＋手筋來做繞道就叫做「**全動脈繞道手術**」。

2008 年，〈循環〉醫學期刊的一篇論文顯示，橈動脈長期的通暢率遠勝大腿的靜脈。2017 年，頂尖期刊〈JAMA〉對超過兩萬名心臟繞道手術患者，經過 15 年以上的追蹤統計顯示，全動脈繞道手術 15 年的整體存活率最高、再次手術率低、心肌梗塞發生率低。2018 年，美國心臟頂級雜誌〈JACC〉也有一項超過 20 年的統計分析也顯示，全動脈繞道的組別從五年後的存活率就開始領先搭配使用靜脈繞道的組別，10 年後兩組存活率甚至拉大超過 10％。

不過，全動脈繞道手術對於醫師技術的要求性較高，而且並非每位患者都適合（視個人血管品質狀況而定），需要手術時還請與主治醫師評估建議為主。

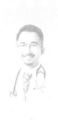

俠醫小整理 🖊

- 最常被拿來使用於心臟繞道的血管有三種：腳筋、手筋、胸筋。
- 繞道血管耐用度排名：胸筋＞手筋＞腳筋。
- 使用何種血管需視醫師習慣與患者狀況而定。
- 目前無論是手或是腳的血管抽取，都有「微創手術」可以縮小
  傷口。

密碼 **28**

所謂「微創開心手術」是什麼？

　　一般人聞「開心臟」而色變，最主要的恐懼來自於：要「鋸胸骨」。傳統心臟手術必須「正中切開」，就好像開膛手傑克那樣，這個動作光聽就很驚悚。而微創手術的精神，就是在減小胸骨鋸開範圍，改由其他方式進入胸腔，或完全不需要開胸的情形下進行手術。

　　這一單元，我們將會介紹傳統開胸手術、達文西微創開心手術，以及經導管瓣膜置換手術 3 個部分。

① 傳統開胸手術

傳統開胸手術為了開心臟，必須把胸骨鋸開，這個動作叫做「正中胸骨切開」。做完手術後，再把鋸開的胸骨用鋼絲綁緊。骨頭切面經過約兩個月的時間會自行重新癒合。相關過程如下圖。

所以我們往往會交代患者：剛開完刀的兩個月之內，避免搬重的東西、或做伏地挺身等負重運動，以避免骨頭裂開。

一般來說，骨頭都會長的不錯，但是少部分的人仍然會有一些問題：

・胸骨癒合不良：老年人、骨質疏鬆的患者，有時候骨頭會長不好。

・胸骨傷口感染：免疫力比較差的人。

・傷口疼痛、影響呼吸：開刀前心臟衰竭狀況嚴重，剛開完刀也會因為傷口疼痛的關係影響呼吸。

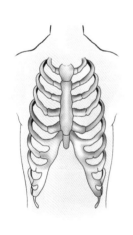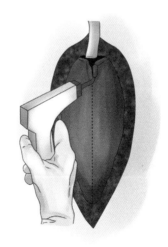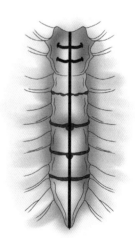

「正中胸骨切開」術後，再將鋸開的胸骨用鋼絲綁緊，約兩個月後會重新癒合。

② 微創開心手術的發展三階段

　　這個手術通常會利用達文西手術（Davinci）與內視鏡輔助微創開心手術（MICS）這兩種方式進行，一般還分為三個階段：

- 第一階段：縮小切開胸骨範圍，半切開術。
- 第二階段：不切開胸骨，側胸切開術。
- 第三階段：完全不需開胸，經導管瓣膜置換術。

　　同時，這兩種方式都是利用側胸切開的方式，避免鋸胸方式進行，相關示意圖如下。一般以二尖瓣膜手術、三尖瓣膜手術、部分主動脈瓣膜手術，以及部分冠狀動脈繞道手術，可以用此方式進行。

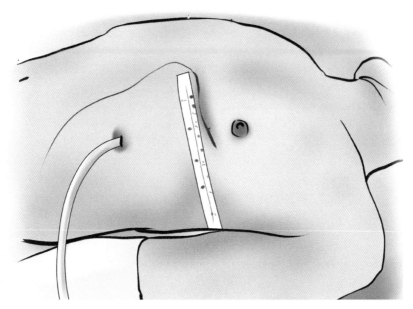

側胸微創開心手術傷口示意圖

③ 經皮導管瓣膜植入手術

另外一種經皮導管瓣膜植入手術，則完全免除掉開胸的步驟。

這就像做心導管放支架一樣，把瓣膜從週邊血管（一般來說是腹股溝的股動脈），在放射線攝影機的透視下，送到心臟，然後打開瓣膜。

目前這種經導管「主動脈瓣膜置換」的技術已經相當成熟，以臺灣來說，過去需要自費約 100 萬，現在健保也有條件的幾付。除了主動脈瓣膜之外，二尖瓣也有經導管瓣膜置換技術。

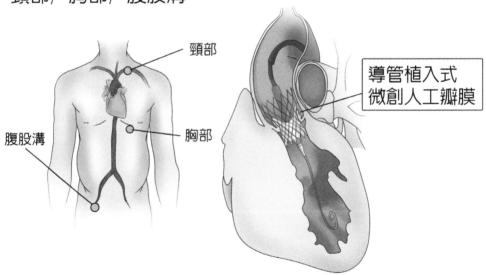

三種瓣膜植入路徑選擇：
頸部/ 胸部/ 腹股溝

頸部

腹股溝

胸部

導管植入式
微創人工瓣膜

經導管主動脈瓣膜置換手術操作示意圖

（出處：Jin J. Transcatheter Aortic Valve Replacement. *JAMA*. 2014;312（19）：2059. doi：10.1001／jama.2014.15448）

「心導管」PK「繞道手術」，
如何選擇對你最恰當的治療？

　　除了使用藥物之外，冠狀動脈狹窄治療方式就是做心導管跟開刀兩種方式。簡單講，假如有一條路堵住了、無法通行，要過去就有兩種方法，第一種就是想辦法搶通，這就是做心導管（percutaneous coronary intervention, PCI）；如果坍方太厲害、無法搶通，就直接搭一條橋，繞路過去，這就是所謂的「繞道手術」，又稱為「搭橋手術」（coronaryarterybypasssurgery, CABG）。

　　因此，冠狀動脈狹窄的治療就可以分為：保守治療、暫時治療、徹底治療三種。

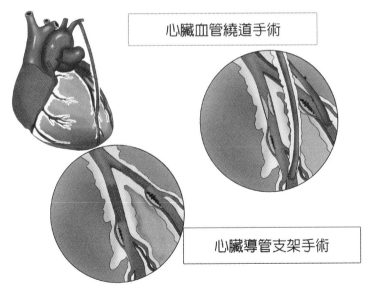

心臟血管繞道手術

心臟導管支架手術

左圖是心導管手術，利用裝支架方式，打通血管；右圖則是繞道手術，利用搭橋方式，重建血管，一次解決。

① 保守治療：單純使用藥物

所謂的藥物最主要的就是「抗血小板製劑」，防止血小板凝固，讓血管比較不容易被血塊塞住。常見的藥物有阿斯匹靈、保栓通等等，另外還有一些新型的抗血小板製劑，目的也是防止血小板凝固。

- **好處**：沒有做侵入性治療的風險。
- **壞處**：沒有處理「血管狹窄」本身，所以叫做「保守治療」。
- **適合對象**：血管狹窄不厲害的（＜50%）患者、身體太差久病在床的患者、植物人、本來就癌末早已「時日無多」的患者。

② 暫時治療：使用藥物＋心導管手術

許多心臟內科醫師把「心導管治療」當作一種「手術」，其實嚴格來說不算對。基本上，心導管治療的原理有以下四個步驟。

步驟 1 經由身體週邊的血管（手腕、或鼠蹊部的動脈）穿入細長軟管，逆向伸到主動脈根部的「冠狀動脈出口」處，注射顯影劑。

步驟 2 使用金屬材質的「導線」，穿過「血管狹窄」的部位。

步驟 3 把壓縮球囊順著導線送到狹窄部位，用壓力槍打開球囊，擴開狹窄處（稱為球囊擴張）。

步驟 4 在擴張完的部位置放金屬支架（有普通支架跟塗藥支架兩種，之前還有可吸收支架，不過已經下市了）。

- **好處**：有實際處理「血管狹窄」的問題，又不用開大刀，做聽起來很可怕的「開心手術」。
- **壞處**：凡支架必定再狹窄。心血管支架相關的研究都在講 3 個月、6 個月、1 年這種「短期」通暢率，或者 3 ～ 5 年的「中期」通暢率，甚至超過 5 年的「長期通暢率」。但是，這都跟繞道手術是沒辦法比的。只可以說，只要活得夠久，有一天支架就會堵掉。
- **適合對象**：只有單一血管狹窄，或狹窄程度不嚴重者，或者患者身體實在太差但身體狀況還可以承受者適合（就是身體狀況比只能保守治療者好一點點）。

狹窄程度的區分可以依據狹窄程度分數（Syntax score）來判斷，如果超過 32 分的話，表示狹窄太複雜，不適合裝支架。

③ 徹底治療：冠狀動脈繞道手術

如果用「鑽隧道」來比喻心導管治療的話，冠狀動脈繞道手術就像跳過阻塞部位，直接蓋一條高架橋，繞過去連接到後面血管，所以又叫做冠狀動脈搭橋手術。這算是一種可以一勞永逸的徹底治療方式。
- **好處**：長期通暢率遠勝「心導管支架」。尤其是某一種繞道手術，甚至可以「完全根治」心血管疾病，一輩子都不會復發。
- **壞處**：需要約 1 ～ 2 個月的術後復原期，所以必須找技術好的醫師，更需要家屬與患者的積極配合。
- **適合對象**：身體有機會、人生還有希望的患者。

以下總結上述三種治療方式的特點，給大家參考。

冠狀動脈三種治療方式

選項	保守治療		暫時治療		徹底治療	
	吃藥		吃藥＋心導管支架		吃藥＋血管繞道手術	
	O	X	O	X	O	X
比較	避免侵入性治療的相關風險。	其實沒有真的「治療」。	不用開刀就可以打通血管。	●凡金屬支架必定會再狹窄。 ●有可能延誤病情。	長期效果好。有機會「完全根治」疾病。	需承受手術風險。
適合族群	●狹窄不厲害的患者。 ●時日無多的患者。		●狹窄單純的患者（狹窄分數 Syntax score ＜ 32 分）。 ●病況危急需要緊急打通、先活下來看看日後有沒有機會開刀的患者。		●人生還有希望、有機會尋求「長期效果」的患者。 ●血管狹窄程度複雜（狹窄分數 Syntax score ＞ 32 分）的患者。	

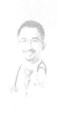

俠醫小整理 🖊

　　以長期治療效果而言，繞道手術的效果比心導管好很多，因為凡是支架（不管塗藥與否），總有一天會再狹窄。特別是狹窄複雜度高的患者，或是像糖尿病、洗腎患者這些支架特別容易塞住的族群，手術的效果更是明顯好於支架，反而比強行做心導管安全。

　　不可諱言，心導管仍對多數血管狹窄程度單純的患者有不錯的效果，倘若病患身體狀況欠佳、擔心身體負擔手術的能力，也可以評估接受結合心導管與繞道的「混合式冠狀動脈再通術」（Hybrid Coronary Revascularization, HCR）。總地來說，以心臟團隊引導治療方向，對患者來說才是最佳解決方案。

開心手術七個常見問題解答

　　患者總是對心臟手術有很多疑問與擔心，本文就列舉與心臟手術相關的七個常見問題。如果有親戚朋友短期內要接受心臟手術的話，這七個問題的解答，或許可以讓大家吃下一顆定心丸喔！

① 開心手術風險有多少？

一般來說，常規心臟手術的安全性很高。常規冠狀動脈繞道手術的風險約為 1％，而瓣膜手術的風險約為 2 ～ 3％，也就是說，成功率都超過 95％。急診手術的風險當然比較高，不過個別醫師也有差異。

以筆者來說，心臟手術的加總成功率（急診刀比例約占 1 ／ 7）的成功率為 96.4％，心臟手術的安全性其實是很高的。

② 年紀太大，開心臟是不是就很危險？

年紀大的人比起年紀輕的人，的確在「風險計算器」裡面風險分數會提高。國外的大型研究指出，80 歲以上的高齡患者接受開心手術，風險介於 10％～ 25％，五年存活率約 60％。

不過個別之間也有很大差距，同樣是準備要開心臟的患者，有的 60 幾歲就已經身體慢性病一堆，糖尿病、高血壓加洗腎了；有的 70 幾歲，甚至 80 幾歲了身體還很硬朗，除了心臟以外，各個器官的功能也運作良好，哪一個開刀復原比較順利，真的很難說。

筆者之前在南部工作，加上台灣人又特別會「忍耐病情」，所以，高齡心臟手術患者特別多。我們曾經統計 2013 ～ 2018 年的五年期間約 390 例開心手術的患者當中，70 歲以上超過 130 例，占比 3 成；而 80 歲以上也超過 45 例，平均年齡為 83.4 歲，其中年齡最大的為 96 歲，而 60％（27 ／ 45）的開心手術為同時進行兩個術式以上的複雜手術。

如下圖中的余阿嬤已高齡 83 歲，因為心臟衰竭、心臟瓣膜毀損，喘到連吃飯都很辛苦，生活品質非常差。阿嬤先是經過內科藥物支持性治療，調養身

體後，再轉由我們進行手術換上新的瓣膜（傳統手術），並且輔以術後積極的復健，加上最新心臟衰竭藥物使用，如今恢復良好，生活品質大為改善。

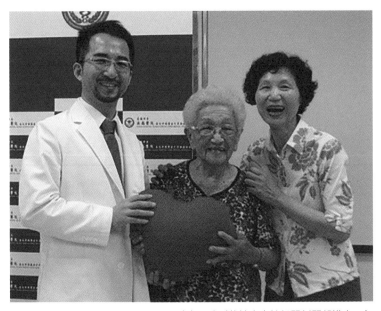

（本照片刊載於中央社相關新聞報導中。）

③ 術後可不可以穿低胸？

現在的手術，不只要求有效、更要追求傷口美觀。心臟手術也不例外，不只是愛漂亮的女生，現在很多男生也會不喜歡太明顯的難看傷疤。現在即便是傳統手術，我們也會將傷口縮小到 10 公分左右，基本上穿圓領的 T 恤不太會看到。

而微創手術，因為沒有胸骨切開，更加減少傷疤的問題。至於特別針對女性，我們會將側胸的切口沿著乳房下緣的地方，盡量將傷口藏在不明顯的皮膚皺摺處，並經導管瓣膜置放，更是只有鼠蹊部的小切口而已。

④ 綁胸骨的鋼絲要不要拔出來？

一般來講，胸骨的鋼絲不會特別拔除，對人體也沒有什麼影響，除非下列兩種情形：

- 太瘦、皮太薄，導致摸到鋼絲突突的，甚至鋼絲穿出皮膚。
- 第二，很明確的某一個鋼絲造成骨頭痠痛。

⑤ 換金屬瓣膜可以坐飛機嗎？

可以的，現在的金屬瓣膜其實是碳合金瓣膜，所以，過海關的時候不會逼逼叫的。

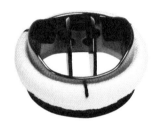

（圖片版權所有：On-X Life Technologies,Inc.）

⑥ 換金屬瓣膜可以做核磁共振嗎？

會有這個擔心（甚至很多放射科醫師也有這個擔心），這是因為核磁共振會造成金屬在磁場中震動。因此，以前的建議是剛開完心臟手術，或者心臟植入金屬瓣膜後，要經過 3 到 6 個月的時間才能接受核磁共振。

不過，後來的研究認為：核磁共振不至於造成胸骨的鋼絲鬆動，或者金屬瓣膜鬆動的問題。總之，一般來說還是安全的。

⑦ 開過心臟可以打疫苗嗎？

這個在新冠肺炎疫情期間最常被問到。患者主要擔心的點有兩個：一個是因為剛開動過心臟手術，擔心身體比較虛弱，承受不了疫苗的副作用。另外一個是怕疫苗的血栓問題，造成血管阻塞或瓣膜血栓。

不過，由於上述的擔心都缺乏臨床證據，而且話說回來，身體有慢性病的族群，恰恰好是疫苗最該優先防護的族群。所以，如果開完刀已經過了兩三個星期，身體又不是特別的虛弱，接種疫苗還是安全的。

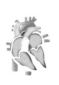

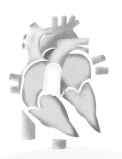

大動脈

（大血管）

疾病

疾病 4　血管撕裂了！──主動脈剝離

　　2020 年 9 月，36 歲的台灣知名男藝人小鬼，意外在住所突然驟逝，解剖初判結果出爐，據經紀人透露，死因為「主動脈剝離造成血管阻塞」。無獨有偶，隔年 2021 的 3 月，23 歲的年輕男模，深夜健身運動後突然心臟不適暈倒，送醫搶救後仍宣告不治，死因也是急性主動脈剝離。一時間，「主動脈剝離」這五個字令全台灣人聞風喪膽，對它的懼怕不下於心肌梗塞，無數人都在疑惑：

- 到底什麼是主動脈剝離？
- 死亡率為什麼這麼高？
- 為什麼會毫無預警突如其來？
- 搶救手術是什麼？有多少勝算？
- 有沒有辦法「治好？」
- 能不能提早預防？
- 誰會得主動脈剝離？

　　這一單元，我們會從主動脈剝離這個疾病開始，再談到主動脈瘤，介紹這兩個心血管外科可怕的大動脈急症。

我會不會得主動脈剝離？誰是高危險群？

① **主動脈剝離的高危險群？**

主動脈剝離主要好發於 55 到 65 歲之間，這時候因為動脈硬化，內壁變得比較脆，如果有持續性高血壓，就容易發生主動脈剝離。年輕人的血管彈性一般來說比較好，主動脈剝離比較少見，像小鬼這樣年僅 36 歲卻在家因為主動脈剝離突然過世，就屬於少見的現象。

年輕人發生主動脈剝離，多數伴有先天性的遺傳因素，導致主動脈的構造先天比較脆弱。常見的先天性因素包括馬凡氏症候群（Marfan syndrome）、多囊性腎病變等。

一名馬凡式症候群的 35 歲患者，最初因為急性胸痛被送來急診，診斷為主動脈剝離。他不僅整條主動脈都四分五裂，且連心臟瓣膜都壞掉了。所幸經過緊急手術後恢復狀況不錯，過了一陣子還補做了複雜的主動脈支架手術，前前後後經過半年的治療才穩定下來。

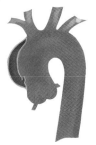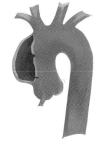

② **什麼是主動脈剝離？**

右圖為主動脈剝離示意圖，話說我們主動脈的血管壁，其實不只有一層，而是像三夾板一樣有三層。同時，主動

主動脈剝離示意圖

脈剝離的發生，就是源自於內層出現裂縫，接著，整條大動脈就從這個裂縫開始，有如虎皮蛋糕捲一樣被撕裂開來。

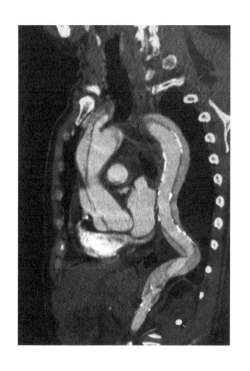

於是，原本一個完整的管腔被撕開成兩個，甚至三個管腔。所以，中國大陸又把主動脈剝離翻譯成「夾層」。

主要診斷要靠電腦斷層切片，如右圖就是一個主動脈內層多處破裂的案例。

③ 主動脈剝離發生會怎樣？

主動脈剝離發生的時候往往伴隨劇烈的胸部、背部疼痛，有的人會形容「像是刀割的撕裂痛」，有時候剝離範圍裂到腹部的血管，會引發腸胃道急性缺血，因此也會有腹部絞痛的症狀。

急性主動脈剝離相當致命。過去統計，從發生的那一刻開始，如果沒有適當治療，每小時的累計死亡率是 2％，相當於有一半的人會在一天內死亡。

筆者有一次印象非常深刻的經驗，是在一個沒有值班的晚上，晚上去參加一個朋友烤肉聚會，屁股剛坐下來，急診室就急 call 有一個主動脈剝離的患者，趕回醫院急診室迅速察看之後，一邊安排緊急手術，結果手術同意書寫到一半，那位病患突然沒了血壓，搶救也搶救不回來，還沒來得及開刀就

遺憾過世了，顯見這病症的驚人威力。

至於主動脈剝離為什麼那麼致命，主要有四點原因：

- 主動脈破裂直接引起大出血休克。
- 主動脈破裂造成心包填塞（Cardiac tamponade）：大量血液滲出造成心臟跳不動、被壓住，全身沒血液，三分鐘細胞就死光了。
- 主動脈撕裂心臟瓣膜或冠狀動脈，引起急性心臟衰竭。
- 主動脈撕裂到頸部動脈，會造成馬上昏倒中風，沒有血液供應腦部，腦幹休克後死亡。

以上四種原因都會造成患者立即死亡，或者變成植物人，所以必須儘快開急診搶救手術。下一單元，我們就來談談主動脈剝離怎麼治療。

密碼 32

主動脈剝離一定要開刀嗎？
常見的治療方式為何？

上文提到主動脈剝離是非常致命的緊急狀況，致死率非常高，往往需要緊急手術來搶救性命，至於怎麼治療，主要是以剝離的部位來區分。

① 主動脈剝離部位分類 & 治療方式

按照破裂口與撕裂範圍，主動脈剝離可以分為 A 型跟 B 型（或分別稱為甲型與乙型），如下圖，另有一種分類較複雜，這裡不贅述。

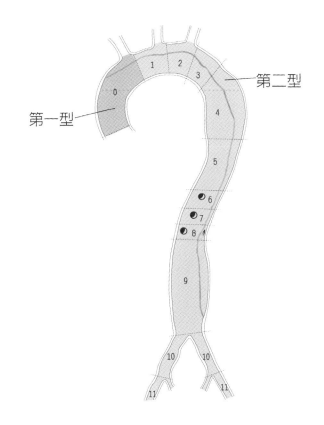

第一型

第二型

　　如果主動脈剝離撕裂的部分波及到升主動脈（編號 0），就是 A 型，沒有的話就是 B 型。分為 A、B 這兩型最主要的目的就是決定「手術治療方式」。

A 型主動脈剝離

　　如果是 A 型主動脈剝離，那就要按照標準治療進行「**開胸手術**」，以人工血管替換受傷的主動脈。嚴重的話，甚至主動脈弓或者心臟的瓣膜血管也要一起手術修復，手術示意圖如下。

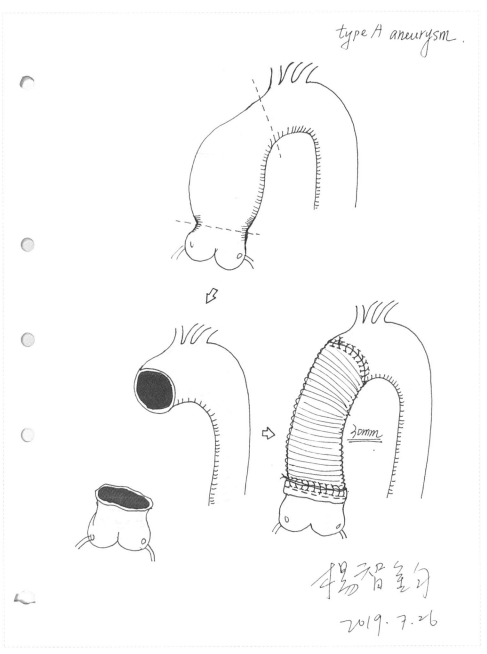

升主動脈置換人工血管手術示意圖（作者繪製）

B 型主動脈剝離

如果是 B 型的話，有機會不用開大刀，而以微創支架的方式來治療，相關手術情形如下示意圖。

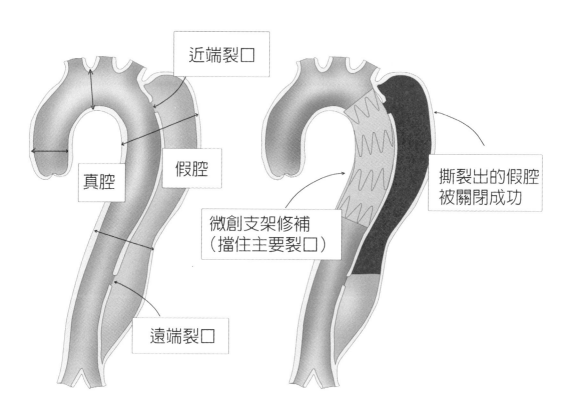

近端裂口

真腔

假腔

微創支架修補
（擋住主要裂口）

撕裂出的假腔
被關閉成功

遠端裂口

此為微創手術修復 B 型主動脈剝離過程示意圖，同時和右頁手術前後的圖片對照的話，可以更清楚整個手術有效處理了破口，進行的非常成功。

② 實際案例

　　舉個例子，苗栗一名 65 歲男性，因突發性嚴重胸背疼痛到急診就醫。他的背痛已經是三天來第二次疼痛發作，經電腦斷層檢查發現為「B 型主動脈剝離」，從胸主動脈一路撕裂至腹主動脈，連供應肝臟、小腸、腎臟的血管都受影響，情況相當危急。我們緊急安排「胸主動脈支架手術」，成功遮蔽主動脈剝離的破口，患者也順利恢復出院，傷口只有腹股溝 0.5 公分的小傷口。相關處理圖片如下，可以清楚看到手術非常順利。

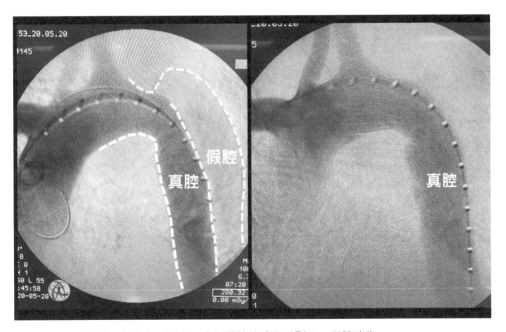

圖左：主動脈裂成兩個腔室。圖右：支架釋放後遮住破裂口，假腔消失。

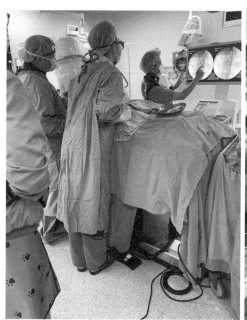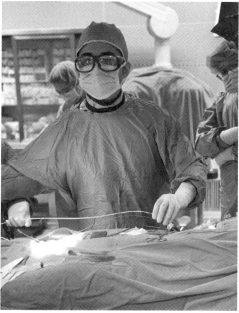

支架手術操作場景：在放射線 X 光機的導航下置放主動脈支架。

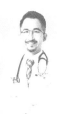

俠醫小整理 🖊

　　嚴重的主動脈剝離若不及時手術，兩週內的死亡率高達
75％。A 型主動脈剝離須採傳統開胸手術，置換血管修復；B 型
主動脈剝離如果合併破裂、嚴重疼痛、高血壓難以控制、器官缺
血等併發症，則可利用「微創主動脈支架手術」，手術成功率超
過 90％，也大幅降低傳統手術的風險。

如何預防動脈剝離？

　　藝人小鬼因突發主動脈剝離過世後，門診出現不少年輕患者說：「醫師，我最近背痛痛的，可不可以幫我檢查一下有沒有主動脈剝離？」很遺憾的是，主動脈剝離跟癌症不一樣，沒辦法「早期發現、早期治療」。動脈的撕開，都是瞬間而突然的。不過，的確有三種人是主動脈剝離的高危險群：

- 馬凡氏症（Marfan syndrome）患者
- 多囊腎患者
- 主動脈不明原因擴大者（＞ 4cm）

　　以上患者會建議常規作電腦斷層追蹤檢查，如果主動脈擴大到一定程度，可以考慮做預防性的手術。但即便如此，多數的主動脈剝離，發病前主動脈大小都是正常的，也沒有前兆，因此很難提早發現。

　　但是，下面有四個方法，是目前可以提供如何預防主動脈剝離發生或復發的方法：

① 預防方法一：維持血壓的平穩

　　你會不會好奇，好好的動脈內膜，怎麼就突然會撕開一道裂口呢？要知道我們俗稱的「動脈硬化」，它不是整條動脈都很均勻的硬，而是有些斑塊鈣化比較硬，有些則比較軟，是不均勻的。這些硬化斑塊的邊邊，就好像鋒利的刀子一樣。當血壓忽高忽低，血流就變成像海浪一樣拍打動脈壁，這時候就很容易造成斑塊邊緣割裂動脈內膜，引發動脈剝離。

所以，很多患者吃了血壓藥，等血壓降下來就不吃了，其實反而更危險！如此一來，忽高忽低的血壓就會變成拍打動脈的海浪，讓血管受傷，形成動脈剝離的隱憂。因此，持續讓血壓保持「穩定」，正是預防動脈剝離最重要的事情。

② 預防方法二：避免「閉氣用力」

舉凡健身、搬提重物、用力上廁所的時候，深吸一口氣然後憋氣用力的動作，英文叫做「Valsalva maneuver」。這種動作會瞬間增高胸腔壓力，可能會引起大動脈受傷。有過主動脈動脈剝離的患者或高危險群，都應該避免做這類動作。

③ 預防方法三：已罹患者要定期檢查

80%以上的主動脈剝離患者就算經過手術撿回一命，仍舊有「遺存的動脈剝離」。可以說一旦發生，這個病很大機率就跟著一輩子了，也就有可能再度復發。因此，每半年到一年常規作電腦斷層檢查追蹤是必須的。

④ 預防方法四：注意行車安全

另一種在年輕人常見的主動脈剝離原因是「車禍」。

曾經有一個 20 歲的大學妹妹，暑假期間跟朋友騎車到苗栗玩。苗栗是個山坡地多的地方，就在一個下坡處出了車禍，騎車的男生臉撞碎了，妹妹飛了出去，雖然沒有傷到花容、但是主動脈卻裂傷了。

因為，我們的主動脈在大約胸腔上緣的「弓部」位置，有一條類似拉繩的構造，另一端黏在肺動脈上，車禍發生大力甩動的時候，很容易早成此處撕裂，引發主動脈剝離甚至斷裂。所幸我們及時以微創支架手術修補破損處，才化險為夷。

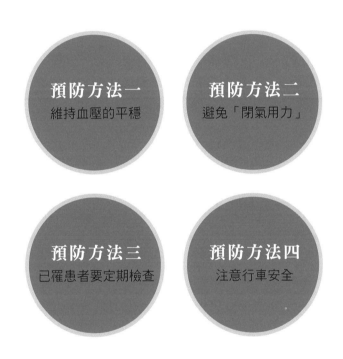

突然發生心肌梗塞
如何「三招自救」？

錯誤謠言

> 網路上流行一個心肌梗塞的「自救法」，聲稱假如你突然感到胸痛不適，懷疑自己得了心肌梗塞，這時候要不停地大力咳嗽，愈用力愈好，這樣子可以擠壓快要停止的心臟打出血液，就可以獲救了。

事實上，這個動作不僅完全沒用，還可能有害。下面就從為何會有這個謠言、為何心臟缺血時咳嗽反而有害、假如我快倒地該怎麼求援這三方面來說明。

謠言哪裡來？

這則謠言的流行最初來自一位國外的醫師，發出之後瞬間在網路流傳開來，在美國還有個專門的稱呼，叫做「咳嗽心肺復甦術」（Cough CPR），傳到台灣還有中文的版本。

因為實在太紅了，2010 年美國心臟協會的急救指引裡面，還明確記載「咳嗽心肺復甦術」是沒用的，因為這是對於「大力咳嗽有機會短暫控制心律不整」這個理論錯誤引用的結果。而心肌梗塞的起因則是因為「供應心臟血液的冠狀動脈阻塞，造成心臟肌肉缺血」造成的。

換言之，那個說出這個理論的醫師根本就牛頭不對馬嘴，搞錯啦！

大力咳嗽反而對缺血的心臟有害

首先，咳嗽完全無法「擠壓心臟」，要擠壓停止的心臟，除了大力從外面壓之外別無他法。而連續大力咳嗽，以及咳嗽停止後的生理變化主要有以下四點：

- 增加胸腔壓力
- 增加右心房、右心室的壓力
- 減少冠狀動脈（供應心臟血液的血管）流速
- 週邊血管擴張

而基於以上的實驗證據，造成下面的三大變化：

- 冠狀動脈缺血
- 心臟功能減退（搏出量減少）
- 血壓下降（甚至休克）

1953 年的科學研究已經證實，連續咳嗽後會造成胸腔內壓力變化（超過 300 毫米汞柱），隨後的低血壓有時足以引起暈厥的程度。所以，心肌梗塞時 10 秒內連續大力咳嗽，對於缺血的心臟非但不是最後機會，恐怕還是最後一擊。

心肌梗塞即將倒地前你該做的事

其實只有一個，不是大聲呼救，而是「指定要救你的人，以及他該做什麼！」

否則依照所謂的「群眾漠視效應」，當大聲喊「快救我！」很可能圍觀者會想說：「人這麼多，應該有誰會出手吧」，結果反而會一個救你的人也沒有！所以，一定要指定人，接著要明確他該做的事。

因此，假設只剩 10 秒鐘時間，之後就要昏過去了，應該做以下三件事：

- **第1點：花三秒鐘選定一個最靠近你的人**
- **第2點：然後說：「你！先生，請幫我叫救護車！」**
- **第3點：就地躺下**

　　躺下來有很多好處，首先可以相對安全的著陸而非慘摔；再來，相對於站著來說，躺下有助於血流流到腦部。10 秒鐘內完成這三件事，是活命的最大機會。所以，看到別人倒地，國際標準口訣是「叫叫 CABD」，自己胸痛快要倒地，俠醫教你口訣則是「**選、叫、躺**」！

　　請注意，以上是指尚未得知自己有心血管疾病的人，若已知有心血管疾病，而且已經有醫師開立的「救心」藥片，記得胸痛要先含，然後趕快到醫院就醫。

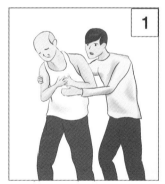
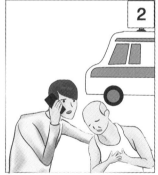
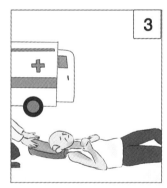

血管快爆了！──
主動脈瘤

密碼 34

動脈長瘤是不是得癌症？

門診一位從腸胃科轉診過來的老先生，腹部常規超音波檢查發現了一個腹主動脈瘤。我向老先生說明：「北北，你這是腹部的大動脈瘤，要進一步做電腦斷層檢查。」

語畢只見老先生雙眼睜大，用微微顫抖的聲音勉強吐出幾個字：「瘤……是什麼腫瘤阿？會好嗎？」

筆者一聽就知道，老先生誤會了！這也不是第一次了，患者聽到「動脈瘤」的這個「瘤」，下意識的聯想到的一定是什麼惡性腫瘤，也就是台灣人最怕的癌症（其實每年因動脈硬化離世的人比癌症多得多）。會有這樣的誤解，其實是來自於中文翻譯問題。

① 動脈瘤和主動脈瘤

在英文裡，腫瘤（肉瘤、腫塊）的名稱叫做 Tumor，而水瘤的名稱叫做 aneurysm，是完全不一樣的兩個字。因為中文翻譯的關係，才會造成患者

「聞瘤色變」。

　　所謂的動脈瘤，是指本來有如橡皮管一般的正常動脈，發生異常脹大的現象，就像灌水球一樣。

② 怎麼知道自己有主動脈瘤？

　　很遺憾的，動脈瘤最大的特徵，就是直到破裂之前，絕大多數沒有症狀。筆者曾經治療過一個大到 11 公分的腹主動脈瘤，患者只有覺得「躺著的時候肚子有顆大大的球在跳」而已。等到有一天劇烈腹痛的時候，往往已經破裂。所以才說，腹主動脈瘤就像在肚子裡的不定時炸彈一樣。

　　因此，針對腹主動脈瘤，最好的方式是利用超音波、電腦斷層來早期診斷，並且必須在破裂前預防性治療。

③ 什麼人會有主動脈瘤？

　　動脈瘤的成因跟心肌梗塞、中風類似，瘤體部位都有粥樣動脈硬化、血管發炎、中層細胞壞死等現像。

　　俗話說「一葉知秋」，當我們得過一種動脈疾病，罹患另一種動脈疾病的比例也會比較高。例如，有心肌梗塞或者下肢動脈栓塞病史的患者，合併有腹主動脈瘤的機會是普通人的六倍；相反地，有腹主動脈瘤的患者，心肌梗塞與腦中風的風險也特別高。

④ 除了腹主動脈之外,其他地方也會有主動脈瘤嗎?

　　從前面的單元我們知道,主動脈從心臟出發後,分為升主動脈、主動脈弓、胸部降主動脈、腹部降主動脈。胸部跟腹部的交界處以橫隔膜做區分,所以,胸主動脈也會產生動脈瘤,稱為胸主動脈瘤。而主動脈弓、生主動脈也都分別會形成主動脈瘤。

　　有主動脈瘤一定要開刀嗎?不開刀要怎麼治療?且看下回分曉。

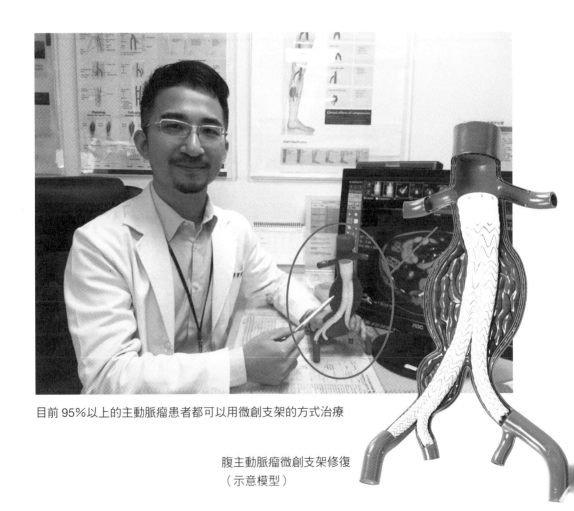

目前 95% 以上的主動脈瘤患者都可以用微創支架的方式治療

腹主動脈瘤微創支架修復
(示意模型)

主動脈瘤放支架？跟心臟支架不一樣？
五大問題一次回答

　　一名 88 歲老婦人，因為腹痛休克被送至醫院急診，到醫院時失去意識、血壓僅剩 40。急診醫師診斷為「腹部大動脈瘤破裂併內出血」，經急救穩定生命跡象後，由我們心臟血管外科團隊進行緊急主動脈微創支架修補手術。患者術後恢復良好，並順利出院，也成為苗栗第一位腹主動脈瘤破裂，出血休克後成功救治的案例。

　　時光回到六十餘年前的 1955 年 4 月，76 歲的愛因斯坦因為腹痛住院，醫師研判是腹主動脈瘤破裂，並提議開腹手術置換人工血管，不過被愛因斯坦拒絕了。愛因斯坦只願意接受嗎啡注射，於兩天後 4 月 17 日離開人世。

　　病理解剖發現，愛因斯坦因為腹主動脈破裂，裝了 2000cc 以上的血液在肚子裡而導致了死亡。同時，醫師還順便對他的腦袋也進行了解剖，發現可能是全世界最聰明的愛因斯坦，大腦重量只有 1230 公克，比一般成年男性還輕了 200 公克。

　　所有讀過上面這則故事的人，都不禁惋惜：「如果愛因斯坦不那麼鐵齒，願意接受手術，結局會不會不一樣？」不過我必須得這麼說，即便愛因斯坦接受手術，恐怕也是凶多吉少。因為後來我們知道，已經破裂出血的腹主動脈瘤，即便有機會開刀治療，死亡率也將近五成，可見這個疾病對人的危害有多大。

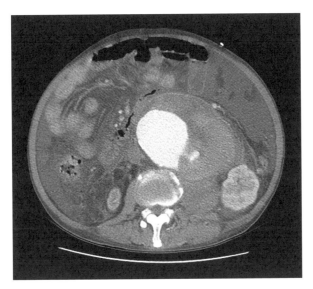

14 公分破裂的巨型腹主動脈瘤電腦斷層影像。

　　如今，主動脈瘤的治療已經走入「微創支架手術」的技術成熟年代，健保也有給付。以下就常見的五個問題，幫大家解惑關於主動脈支架的疑問：

① Q1：主動脈支架跟心臟支架有何不同？

A：

　　一般的心臟支架是有洞洞的金屬支架，就好像沒穿衣服一樣，所以又稱為「裸支架」。而主動脈支架為了封閉動脈瘤，必須「不透水」才行，所以除了金屬骨架之外、還外加一層不透水的布料。這種有穿衣服的支架又稱為「覆膜支架」。

② Q2：會不會塞住？

A：

主動脈支架的孔徑都很大，最少也在 20mm（2 公分）以上，通過的血流量很快，一般情形下不大會阻塞。因此，術後不用像裝完心臟支架那樣必須吃抗凝血劑。唯一的例外是可能支架折到，有可能會阻塞。

③ Q3：要不要拿出來？

A：

主動脈支架裝完後是一輩子放在身體裡的，除非特殊情況，不會去開刀拿出來，也很難拿出來。事實上，不只主動脈支架，所有的血管支架，包括心臟支架，幾乎都是不取出的。

④ Q4：會不會過期？

A：

主動脈支架沒有過期問題，在人體一段時間後，血管內皮會長上去且包覆支架，成為身體的一部分。

⑤ Q5：會不會排斥？

A：

主動脈支架沒有排斥問題。不過在置放初期（術後前幾週），有些人的

確會對支架的金屬材質或布料過敏，因此有過敏反應如發燒的現象，一般藥物治療一段時間後會痊癒。

另外，目前 95% 以上的主動脈瘤患者都可以用微創支架的方式治療，不過，仍有三種情形可能需要開大刀，下文繼續介紹。

密碼 **36**

主動脈瘤放支架並非一勞永逸？
三種情形可能還是需要開刀

雖然現在主動脈瘤多數已經能以「微創支架手術」來代替傳統的開腹手術，透過不到一公分的傷口就可以完成了，大大提高了安全性與成功率。不過，放支架並非一勞永逸，下列三種情形可能還是需要手術。

破裂出血太多，壓迫腹內器官

支架固定不穩，造成滲漏或滑脫

支架感染：愛吃生魚片、生蛋要小心！

① 破裂出血太多，壓迫腹內器官

前面提到一位88歲老婆婆腹主動脈瘤破裂，所幸及時置放支架修補成功，救回一命，也不用開刀（88歲還開肚子大刀的話恐怕凶多吉少）。不過，有些人並沒有那麼幸運。如果破得太大，或者送醫的時間較晚，出血量太多，那麼即便成功以支架堵住破洞，但肚子出了一堆血很可能會壓迫到腸子，造成腸子壞死。

一名59歲的男患者林先生，某一年農曆過年前加班，結果在工地工作途中突然休克倒地。他昏倒第一次時本來不以為意，20分鐘後悠悠醒轉繼續工作，結果又昏倒第二次，再醒來後覺得肚子很痛，然後才自己跑到地方醫院。地方的醫師一看是腹主動脈瘤破裂，大吃一驚，馬上轉到本院。筆者到急診看到他的時候腹鼓如球，情況非常危急，先是大量輸血穩定生命徵象，接著立刻安排緊急手術。

林先生的動脈瘤很巨大，像顆壘球而且彎曲，支架置放難度極高，加上已經破裂，時間很緊迫，我們雖然在兩小時後置放支架止住動脈瘤出血。但因患者之前大量出血累積在肚子裡，壓迫到肝、腎、腸胃等器官，腹內壓力飆升，所以我們當機立斷手術打開腹腔，洩除腹內高壓，並以無菌膠膜覆蓋腹部器官，等待3天器官功能穩定後，再把腹部縫合，住院兩週後出院。

一般未破裂動脈瘤支架手術死亡率不到2%，但如果動脈瘤已破裂出血，甚至休克，即便來得及送醫開刀，死亡率也接近40%。如果併發腹內高壓，需剖開腹腔減壓，晚幾個鐘頭處理，很可能器官就壞掉，成為致命危機。

② 支架固定不穩，造成滲漏或滑脫

放支架跟傳統手術最大不同在於「固定方式」。

傳統手術是用縫的，比較牢固。而支架則是用卡的，所以牢固與否，就跟有沒有卡緊很有關係了。如果卡不緊的話，那麼就會造成滲漏或是滑脫，很可能需要再次置放支架，或是只能開刀處理了，而造成支架卡不緊主要的原因有兩個：

主動脈瘤惡化，持續變大

大家要記住一個觀念：放支架只是治療主動脈瘤產生的併發症，並沒有根治「病因」。健康的動脈之所以會變成動脈瘤，跟高血壓、發炎、動脈硬化、動脈壁平滑肌細胞破壞有關係，所以即使放完支架，動脈瘤還是會持續惡化的。當動脈瘤持續變大，原本卡得好好的支架可能就會鬆動了，造成滲漏或滑脫。因此，支架放完以後，好好控制血壓、糖尿病、戒菸，以及規律追蹤，還是最重要的。

「瘤頸」太短，卡不緊

「瘤頸」指的是整副支架「懸掛固定」的地方。就好像你去登山攀岩一樣，如果岩縫夠深夠長，想必固定起來就比較牢靠，反之太淺太短，那麼恐怕就搖搖欲墜了。瘤頸太短（＜1cm），就很有可能日後發生支架滑脫的情形。過去這是非常令人頭痛的問題，現在有一種新的儀器，叫做「瘤頸釘」，可以釘一圈釘子把支架「釘」在動脈上，就好像你掛在牆上的海報老是掉下來，用釘子釘牢就不會滑掉了。

③ 支架感染：愛吃生魚片、生蛋要小心！

支架感染可以說是最可怕的悲劇了，不管對醫師還是患者來說都是。

支架畢竟是外來物，所以如果細菌寄生到支架上面，那麼只用抗生素治療很可能無法根治，而必須開大刀把整個支架移除才行。

筆者曾經遇過肺炎膿胸，到最後吃到胸主動脈支架裡面的，也有那種腹主動脈支架感染，一直挖一直挖，整個肚子都快挖空了，結果還是救不回來的。任何感染，無論是肺炎還是腸胃炎，如果細菌跑到血液裡，引發敗血症，都有可能造成支架感染。其中最需要小心的就是腸道感染。

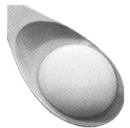

愛吃生魚片、生菜沙拉、生雞蛋等生食的人，很可能會經由腸道感染「沙門氏桿菌」，本身就有可能引發特別容易破裂的「感染性主動脈瘤」。而在已經放過支架的患者身上，更需要多多小心，有動脈瘤的患者通常意味著血管比常人容易發炎，也比較容易感染，最好是盡量避免生食。

生吃雞蛋很可能感染「沙門氏桿菌」，有放支架患者盡量避免。

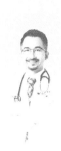

俠醫小整理 ✎

　　現在主動脈支架技術日新月異，還有開窗支架、分支支架等技術，可以處理許多過去無法處理的問題。不過，保養的重點仍然沒有改變，支架放完做好這三件事，以免需要再開大刀！

- 好好控制血壓
- 每年規律檢查
- 注意飲食清潔

非知不可的心知識 **11**

重訓閉氣用力，當心大動脈受傷

　　2021 年，23 歲凱渥男模 15 日深夜運動時，突然心臟不適暈倒，送醫搶救後仍宣告不治，判定為主動脈剝離。

　　主動脈剝離多數發生在 50 歲以上的高血壓患者身上，除非本身有先天性疾病，否則很少發生在年輕人身上，但仍有一種情形可能是例外，就是「閉氣用力」，英文稱為「Valsalva maneuver」。

胸腔內部壓力瞬間增高

　　筆者除了是心臟外科專科醫師之外，也曾參與美國運動醫學學會大中華

區培訓講師，同時長年也有重訓健身習慣。台灣近年吹起健身風，不少民眾喜歡到健身房運動及鍛鍊身體，他曾在健身房看到民眾「練太用力暈倒」的情形，健身界稱為「努責」，醫學上來說就是「持續閉氣用力」的意思。

閉氣用力血壓的變化總共有幾個階段：

第一階段瞬間胸腔壓力提高，會造成血壓突然升高。第二階段持續閉氣用力，則會因為胸腔持續高壓，讓血液無法回填心臟，造成血壓降低，頭部的血液也因為無法回流到心臟，會有腦充血的情形。

所以，我們在健身房看有些人推大重量，要推推不上去的時候往往臉紅脖子粗，甚至突然暈倒，就是這樣造成的。

生活中「持續閉氣用力」常見的例子就是搬很重的東西。一般人吸飽氣、出力的瞬間會習慣閉氣。同樣地，在做重量訓練時也會閉氣出力，此時會導致胸腔內部壓力瞬間增高，輕者會頭暈目眩，嚴重時可能暫時影響血液回流而短暫休克，有時甚至造成大動脈受傷。除了搬重物、重量訓練外，如廁解便時也會閉氣用力，有些人上廁所到一半突然休克在廁所裡，就是這種情形。

使用大重量訓練時「閉氣用力」，除了容易引起主動脈剝離之外，這種瞬間的壓力改變還可能傳到腦部，引發腦部的動脈瘤破裂。

2022 年 9 月，台中某一健身中心，一名女性在進行機械式握推的時候突然休克，當場失去生命跡象，就是疑似腦動脈瘤破裂引起。

出力全程吐氣避免憋氣

運動時，務必注意以下三點：

· 重量訓練時，要選取適當的重量，出力的時候記得全程吐氣，避免憋氣。

· 深夜時血壓容易變動，建議運動時段以早上 8 點到 11 點及下午 2 點到 5

點為主，這是比較適合一般人的運動時間。

・提重物、解便太用力也容易憋氣用力，提重物要量力而為，預防解便過於用力，同時記得多吃蔬菜、水果，避免便秘。

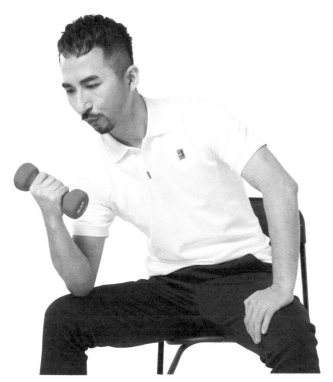

八字口訣：「重訓出力，全程吐氣。」

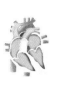

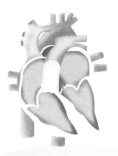

Chapter

4

—

週邊血管

（小血管）

疾病

腳麻走不動——
下肢動脈缺血

電視曾經有一個廣告，小朋友騎腳踏車壓到阿嬤的腳，然後小朋友就哭了。阿嬤輕聲安慰孩子，孩子卻說：「阿嬤，你怎麼都沒感覺？」。另外，還有一個廣告是火災現場，消防員問一位阿伯：「阿伯你怎麼不快跑？」阿伯回說：「啊腳麻是要怎麼跑？」

腳麻走不動，要怎麼檢查？腳麻一定是「腳中風」嗎？「腳中風」多嚴重要截肢？怎樣預防與治療？這一單元，來討論幾個「下肢動脈疾病」必須了解的問題。

密碼 **37**

腳麻不見得是「腳中風」？怎麼檢查？

① 腳麻的三個原因

你可能有聽說過「下肢動脈阻塞」這個病，就跟心肌梗塞、腦中風一樣，是一種因為血管阻塞，造成缺血的疾病，因為發生在腳，所以又俗稱「腳中風」。不過，門診也常常遇到抱怨腳麻的患者，但是檢查出來血管沒

問題的。其實腳麻可能有三種可能，趕快來對照一下自己可能是哪一種吧？

| 血管性的腳麻 運動痠痛 休息好點 | 神經性的腳麻 跟姿勢有關 麻痛性股痛 | 其他原因腳麻 自律神經 內分泌失調 |

血管性的腳麻

因為血管阻塞造成的腳麻，特點是運動的時候才會痠痛，休息反而會好一點。常常只有單邊一腳，症狀跟姿勢改變沒什麼關係。同時，還可能伴隨腳冰冷、腳毛減少、傷口不容易好的現象。

神經性的腳麻

脊椎的椎間盤突出、脊椎滑脫等，壓迫到神經根，引起的腳麻，通常也是單邊，特色是跟姿勢有關，通常坐著的時候比較痠麻，然後站起來走一走反而好一點，這是跟血管性腳麻最大不同之處。有些人說「從屁股麻到大腿外側」，就是一種典型的坐骨神經壓迫症狀。

除了脊椎壓迫神經之外，還有週邊神經病變，比如糖尿病引起的麻木，或是有些人皮帶穿太緊，也會壓到大腿神經，造成大腿麻麻刺刺的現象，又稱為「麻痛性股痛」。

其他原因腳麻

有些人不明原因腳麻，跟自律神經、內分泌失調有關，這種腳麻通常是兩腳一起麻，沒有特別哪一腳特別嚴重。通常意味著不是腳本身的問題。

② 診斷下肢動脈阻塞的四種方法

自我檢查：足背把脈

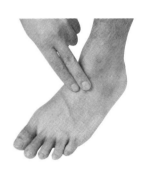

如果懷疑自己腳動脈阻塞，可以幫腳「把脈」。

方法是觸摸足背（**如圖，略靠小腿這半邊正中央**），有一條足背動脈。如果有一腳摸得到血管在跳，另外一腳沒有，那麼這隻腳可能就有血管塞住的情形，要趕快看醫師！

超音波檢查

血管超音波可以檢查腳的血管血流是否受影響。

俠醫小整理 🖊

腳麻不見得是動脈阻塞，做對檢查才能有效治療！

踝肱動脈壓力／動脈波形檢查（ABI ／ PVR）

這是診斷下肢動脈阻塞的兩個標準檢查。

正常人腳的血壓應該要大於手的血壓，所以可以藉由脈壓差距、波形來判讀，是否有血管阻塞的問題。

電腦斷層檢查或血管攝影

可以精確的看出來哪一條血管塞住，以及塞住的程度，替未來選擇治療方案作參考指標。

密碼 38

腳傷有傷口，不見得是動脈阻塞，如何一眼判斷？

有一名 70 多歲的患者，左腳出現一個潰爛的傷口，來到門診。

女兒很著急的詢問：「醫師，這個是不是血管阻塞？我聽說太嚴重要截肢！」我看了一眼傷口後，回答：「這是血管阻塞沒錯，不過不是動脈阻塞，而是靜脈阻塞。坦白說，這其實是嚴重的靜脈曲張引起的！」

「什麼？難道血管阻塞還有分動、靜脈嗎？」

打個比方，血液循環就跟高速公路一樣。如果把台北車站當作心臟，那麼動脈就像南下的高速公路而靜脈就像北上的高速高路。哪一條路線塞車，有時候不需檢查，光憑傷口一眼就能夠辨認喔！

以下分別舉出動、靜脈阻塞各一個例子，和大家說明。

① 靜脈阻塞的足部傷口

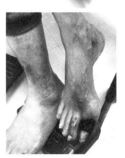

如右圖，好發部位在腳踝，邊緣不規則，疼痛感較弱，往往大量滲液（流湯），患肢呈現腫脹狀態。

② 動脈阻塞的足部傷口

如右圖，好發部位在指尖，或著指縫中間。邊緣規則、疼痛厲害，通常傷口乾燥（有感染者會發炎略微滲液），患肢通常冰冷。

	動脈潰瘍	靜脈潰瘍
患肢整體狀態	冰冷	腫脹
傷口部位	指尖或指縫	足踝附近
疼痛程度	劇烈	較輕微
傷口滲液	少	多
傷口型態	邊緣規則	邊界模糊

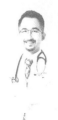

俠醫小整理 ✎

發現長輩的腳有傷口，可以用以上方法先簡單鑑定一下，是動脈潰瘍、還是靜脈潰瘍。

腳中風嚴重要截肢？怎麼預防最好？

　　前文我們看到血管阻塞可能會造成腳趾潰瘍、發黑的情況。可是拖到這種程度，就算打通血管，黑掉的腳趾也救不回來了。如果只需要做腳指的部分切除，那還算好一點的狀況。更糟的情況呢？可能要做到膝蓋以下全切除，或者膝蓋以上切除的程度，患者往往也無法接受。而其實下肢動脈阻塞疾病通常是慢性的過程，進展到像是腳發黑、腳潰爛感染，通常都已經拖了好一段時間。

　　不過，大多數的悲劇都能透過早期診斷、早期治療來阻止。而不同的嚴重程度，對應的治療方式也不大相同。以下根據美國心臟醫學會週邊血管治療指引，按照阻塞嚴重程度，以及對應的治療及預防摘要整理：

① 第一級：無症狀

　　本階段的血管狹窄不明顯，或者因為側支循環旺盛，不須藥物治療。重點擺在預防，也就是控制血脂、血糖、血壓、戒菸，以及多做運動上。

② 第二級：間歇性跛行

　　走路超過 200 公尺以上會引發單腳痠痛，必須休息一下才能繼續走的狀況。這階段必須先就醫檢查，如果阻塞狀況不厲害（踝肱動脈壓力數值大於 0.7），則可以先嘗試藥物＋危險因子控制保養的治療方式，沒有改善再考慮侵入性治療。

③ 第三級：休息疼痛

這個階段通常表示血管已經有明顯的阻塞、血流不足，冰冷、麻痛會很明顯，要趕快就醫檢查。通常需要侵入性的治療，包括血管內球囊擴張、支架置放，或者外科手術繞道等。

④ 第四級：傷口潰瘍

這個階段足部已經因為嚴重血流不足、發生組織壞死，必須立刻進行侵入性處理來恢復血流。

跟心臟血管阻塞的情況類似，恢復血流的手段有兩種。

第一種是類似心導管、做腳導管手術。差別在於心導管是通心臟血管、而腳導管是通腳的血管。利用導管的技術來做球囊擴張、支架置放等。如果阻塞太厲害通不過去，則需要以外科手術的方式來做繞道手術。

第一級	第二級	第三級	第四級
無症狀	間歇性跛行	休息疼痛	傷口潰瘍

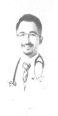

俠醫小整理 ✎

慢性下肢動脈阻塞在腳爛掉之前，通常都有一個慢慢變壞的過程，早期發現早期治療，就能夠避免悲劇發生！

下肢突然發冷無力！
急性動脈栓塞，要把握黃金治療期

前述我們講的下肢動脈疾病，都是指「慢性下肢動脈阻塞疾病」。相比之下，還有另外一種「急性動脈阻塞疾病」，病況來得又快又急，需要非常緊急的處理。

71 歲的陳爺爺，平日裡是個老菸槍，一週前突然覺得右腳冰冷、麻木，且小腿愈來愈痛，就醫檢查發現，他的右腳動脈被血栓塞住，導致大腿以下完全沒有血流。

所幸，我們以「微創噴射機械除栓」手術，搭配導管溶栓治療，成功移除血栓，打通血管，保住陳爺爺的右腳，免於被截肢的命運。

陳爺爺的狀況就是急性下肢動脈阻塞。簡單的說，就是血塊堵住腳的血管，而血塊剛形成時，像火鍋店的軟嫩鴨血，時間一久就會愈來愈硬，變得像豬血糕一樣，拖得愈久愈難處理，因此腳中風的治療建議要把握 14 天黃金時間內，否則截肢的機率就很高。

急性下肢動脈栓塞發生時，第一步就是打抗凝血劑，或者使用俗稱「血管通樂」的血栓溶解劑來溶栓。但是，如果血塊太多，使用高劑量的血栓溶解劑的話，不僅效果不好，還可能有出血風險。這時候如果可以清除血塊，可以大幅減少使用血栓溶解劑的副作用。

過去傳統除栓方式為切開血管，直接清除血塊，但這麼做的出血風險很

高，麻醉風險也大。現行新技術「噴射機械除栓」設備，可以用微創的方式伸管子到血管裡把血塊清乾淨，再搭配藥物輔助，較傳統治療安全，成功率也較高。

下肢急性動脈栓塞，特別容易發生在年紀大、糖尿病、高血壓、洗腎、抽菸、心律不整，或曾經罹患心血管疾病的患者身上，此次個案陳爺爺雖然手術成功，但仍要注意戒菸，否則復發機率很高。

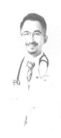

俠醫小整理 ✏

如果有腳不明原因麻木、冰冷、疼痛，可能就是腳中風的症狀，一定要盡快就醫，經專業醫師診斷與治療，避免錯過黃金治療期。

非知不可
的心知識
12

下肢動脈阻塞竟然跟腦中風、心肌梗塞有關？高風險族群如何預防？

下肢動脈阻塞影響的其實不只是腳而已。因為，根據統計，罹患下肢動脈阻塞疾病的患者日後罹患腦中風、心肌梗塞，甚至主動脈瘤的機會高出一般人 40％以上。因此，下肢動脈疾病可以說與死亡息息相關。

根據研究指出，下肢動脈疾病與糖尿病最相關，會增加下肢動脈阻塞疾病風險達四倍以上。這跟糖尿病患者的血管內皮功能異常、發炎反應增加，以及血小板加劇凝集有關係。同時，糖尿病患者的糖化血色素最好控制在小於 7 的水準。

另外，下肢動脈疾病還與洗腎有關。

根據統計，洗腎患者同時合併下肢動脈阻塞的比例最高可達 67％。這是因為糖尿病與洗腎患者通常都合併有下肢週邊神經病變，也意味著對症狀的感覺比較遲鈍，往往到傷口爛掉了都還不怎麼痛，所以對於這類高風險患者，常規篩檢是很重要的。

總之，整理起來，預防下肢動脈疾病有以下五個方法：

抽菸 必須戒菸	**高血壓** 目標血壓至少需要 < 130／85 mmHg	**高血脂** 標將低密度脂蛋白 LDL < 100 mg／dL
糖尿病 糖化血色素< 7	**洗腎** 洗腎患者合併下肢動 脈阻塞比例達 67％	

疾病 7 洗腎患者的「命脈」
——洗腎廔管

　　台灣確實是洗腎王國！因為，已經有超過 9 萬 4000 多人在洗腎。同時，因為腎衰竭是慢性腎衰變的最後階段，幾乎沒有症狀，很難察覺。統計還顯示，台灣總計約有 12％的人有腎臟不好、慢性腎病的問題，等於十個就有一個，比例不可謂不高。打一個恐怖的比喻，如果抬頭看看周遭的同事，如果有哪個人臉色比較不好，很可能就是未來洗腎的候選人！這一點非常值得我們警惕。

　　話說所謂的洗腎，不是把腎臟拿出來在水龍頭底下洗。洗腎正確來講應該叫做「透析」，也就是利用自己的身體或儀器代替腎臟把毒素排除的方式。透析的方式有兩種：

腹膜透析

　　用自己的腹膜當作透析媒介，每天將乾淨的藥水灌到自己的腹腔中，時間到再把藥水放出來。需要比較良好的自我照顧程度，所以在台灣腹膜透析的比例不高，不到10％。

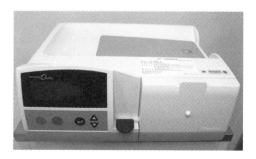

腹膜透析專用儀器。照片來源：《全彩圖解腹膜透析居家照顧全書》（原水文化出版）

血液透析

　　台灣九成以上的患者都是使用「血液透析」的方式進行洗腎。經過洗腎機的濾芯（人工腎臟）排除毒素與水分後，再把乾淨的血液輸送回身體裡。

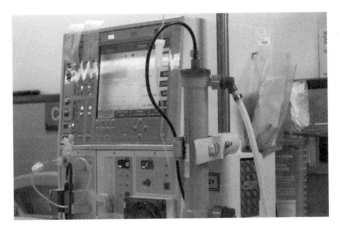

洗腎機，九成以上都是以「血液透析」的方式進行洗腎。

　　所以，血液透析要怎麼洗？為什麼要「做血管」？有哪幾種方式？如何選擇？如何保養？什麼時候需要「通」？這些患者常見疑問，本文統統為大家解答。

密碼 41

洗腎的人心臟病死亡風險高 1000 倍！

　　除了要注意心臟疾病的危險因子，以及計算十年內得心臟病的風險之外，對於台灣人來說，有一項比上述加起來都還要可怕的危險因素，那就是：**腎衰竭**。

① 腎衰竭的人，心臟病死亡率千倍奉還

2021 年 3 月，頂級的心臟醫學期刊〈循環〉雜誌（Circulation）刊登了一篇名為「心血管疾病與慢性腎臟病」的研究指出，腎臟病愈嚴重，罹患心血管疾病死亡的風險愈是節節升高。腎衰竭患者罹患心血管疾病，死亡的風險竟然高達正常人的 500 ～ 1000 倍！

平常我們說的危險因子，大概就是只增加個 10%，了不起多個 20 ～ 30% 感覺就很嚴重了，而 500 ～ 1000 倍是什麼概念？或許這個「腎衰竭」應該就是有如漫威電影裡面那個著名的超級大魔王「薩諾斯」的層級一樣，彈指間半個宇宙的人都消失了。

尤其台灣可以說是洗腎王國，盛行率世界第一。根據腎臟醫學會公布的「2019 台灣腎臟年報」顯示，台灣目前每年洗腎病患死亡人數約 1 萬人、洗腎人口約 8 萬人，相當於每 8 位洗腎患者就有 1 位會死亡，而且無論是發生率、年增加率、死亡率每年都呈現上漲趨勢，如下圖。

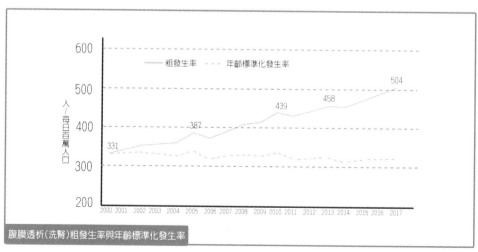

腹膜透析(洗腎)粗發生率與年齡標準化發生率

註1：透析發生率=(當年)透析發生數／(當年)年底人口數*10^4
註2：以台灣2000年人口結構進行年齡標準化

因此可以說，洗腎患者絕大多數都不是因為腎臟病本身死掉的，而是因為心肌梗塞死掉的。這一點一定要特別注意，尤其是洗腎患者本身和家人，建議履行預防心血管疾病的相關建議，才能避免憾事發生。

② 腎衰竭病患，心臟放支架效果特別差

先前一位 60 多歲的太太，心肌梗塞發作，內科醫師做完心導管不到 10 分鐘就會診我們接手開刀。我覺得奇怪，不是才一條血管阻塞嗎？怎麼不能放支架就好？原來這位太太洗腎多年，血管鈣化而且非常細小，連最小號的支架都推不進去，只好開刀處理。

而且，這個太太不是特例！事實上，臨床上做冠狀動脈繞道手術的患者裡，超過三成都是洗腎患者，其中很多還是曾經被「醫學中心退貨」後又跑來看能不能手術的患者。原因是，洗腎病患開心臟手術的風險比較高，血管也不好接，技術也比較困難，在不缺病患的醫學中心裡，這些患者就很可能被「勸退」。

然而，其實只要細心照料，洗腎患者做開心手術的成功率不比一般患者差，臨床上，筆者這裡還是可以有 96.4% 的成功率。

但是，洗腎病患的心臟血管常常要不是無法放支架，就是支架放完以後沒過多久很容易再塞住。原因是，台灣洗腎患者 40% 都合併糖尿病，也就是所謂的糖尿病腎病變。另外一部分則是所謂的高血壓腎病變。

這些原因都容易讓血管高度發炎、鈣化，而且往往是整條血管都坑坑巴巴，也就是瀰漫性的狹窄。所以，綜觀醫學研究報告就能夠發現，不管是金屬支架、塗藥支架，置放在洗腎病患身上都比較容易形成再阻塞，這點患者和家屬都要特別注意。

③ 小心，你也是腎衰竭候選人！

前述提及說目前全台洗腎人口大約 8 萬多人，不過，這只是冰山一角。因為腎臟病分為 5 期，前面 1 ～ 4 期我們叫做「慢性腎病變」（chronickidneydisease, CKD），總數約兩百多萬人，什麼意思？也就是說寶島 2300 萬人，每 10 個人就有一個人「腰子不好」，以後就是洗腎的候選人。所以，現在抬頭看看左鄰右舍，就可能會有一個是洗腎候選人！這真是一件恐怖的事情。

腎臟很耐操　症狀很晚出現

了解自己的腎功能狀況應該是一件很重要事情。那到底要怎麼瞭解自己的腎臟功能呢？

無奈的是，腎臟病幾乎「沒有任何症狀」。

腎臟這種器官，捐一個給人家都還能正常運行，所以兩顆腎臟大概要壞到剩下半顆（25%）以下，才有可能出現「尿毒症狀」。

「醫師，我小便有泡泡？我是不是腎虧？」
「我腰酸，是不是腰子不好？」
「我吃什麼可以補腎？」

以上這些都是一般人常見的腎臟問題，但是都太主觀了，還需要更多客觀的數據才能證明真正的情形。所以，既然無法依靠症狀，我們就要知道可以做些什麼檢查來瞭解這個疾病。最常見的檢查有兩種，一是肌酸酐（Cr），一是腎絲球濾過率（GFR）。

腎臟檢查 1：肌酸酐（Cr）

一般我們去醫院抽血的腎功能都只抽肌酸酐（Cr），但患者通常要等到肌酸酐值大於 1.6 毫克／分升才會被告知有腎臟疾病，可是等到 1.6 毫克／分升以上，有些患者都已經是第三期甚至是第四期了。

一份研究報告指出，台灣 20 歲以上的人慢性腎臟病盛行率為 11.93%；但是只有 3.54% 的人知道他們有慢性腎臟病。慢性腎臟病的高盛行率加上低認知率，造成大部分患者在診斷及接受適當的治療上都有明顯的延遲，以致於錯過可以延遲慢性腎臟病進展，及減少與慢性腎臟病相關心血管併發症的黃金治療時期。

腎臟檢查 2：腎絲球濾過率（GFR）

所以，除了肌酸酐之外，我們還需要檢查另一項指標：**腎絲球濾過率（GFR）**。腎絲球濾過率正常值跟年齡、性別和體型有關，正常數值在年輕男性大約為 130 ml／min／1.73 m2，年輕女性則為 120 ml／min／1.73 m2。

再者，腎臟是一個隨年紀明顯退化的器官。研究顯示，40 歲以後，每增加 1 歲腎絲球濾過率會下降 1ml／min／1.73 m2。因此，平均腎絲球濾過率會從 30 歲的 130 下降至 80 歲的 80ml／min／1.73 m2，而且當年齡大於 65 歲後下降情形會加速。

舉例來說，以 40 歲年紀來說，腎絲球濾過率檢查數值是 100，表面上好像還正常，但其實應該算是罹患第一期的慢性腎病變了。以下是五個期別腎病變相對應的腎絲球過濾率數值表，給大家參考。

期別	檢查數值（eGFR）
Stage 1	90 或以上
Stage 2	60 - 89
Stage 3	30 - 59
Stage 4	15 - 29
Stage 5	＜ 15

　　要提醒大家一點，假設你真的腎絲球過濾率（eGFR）抽出來偏低，也不代表你就一定有腎臟病。原因是因為這個數字是估算值，變動幅度不小，還要配合是否有蛋白尿，或腎臟是否有影像異常來綜合判斷。主要目的是讓大家對這些指數提高警覺，以便即時尋求專業協助。

④ 怎樣保護腎臟？

　　美國疾病管制局（CDC）所公布對於腎臟保護的十項建議如下：

1. 控制體重
2. 保持運動習慣
3. 戒菸
4. 常規檢查腎功能
5. 承 4，及早發現腎臟病，服用適當藥物，減緩惡化
6. 控制血壓
7. 控制血糖
8. 控制膽固醇
9. 減鹽飲食
10. 多吃生鮮蔬果

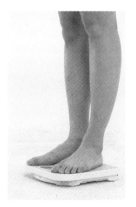

控制體重是保護腎臟的
十項建議中的第一項。

針對血壓控制再補充一點，因為臨床上發現，很多人不喜歡吃血壓藥，原因竟然是因為「怕吃血壓藥傷腎臟」？！

有一次有個 40 多歲的婦女，跟我說「醫師，我不想吃高血壓的藥了。」你問他為什麼，她說「因為我聽說血壓藥吃多了會傷腎啊？」我說：「喔，那妳打算怎麼辦？」對方回答：「靠運動啊！喝草藥啊！」

這大概是最典型的誤判，患者從原本的「護臟方案」，因為認知錯誤，轉去採用一個「敗腎套餐」。為什麼這麼說呢？

吃西藥會傷腎嗎？會，但那是吃消炎藥吃太多才會傷腎。西藥的消炎藥、起碼劑量知道多少，有控制。但吃草藥可就慘了，不是說中藥不好，而是現在的電台黑藥丸其實裡面才不是什麼「純漢方」，而是根本含有超量的消炎藥，同時中藥材更是很多都是不知道從哪裡「進口的」，為了增加重量跟長久保存，很多都含有「重金屬跟防腐劑」，而這是超級傷腎的。所以這個患者因為怕吃藥傷腎，而改去吃草藥控制血壓，根本是本末倒置。

長期的高血壓會導致腎臟衰竭，以服用藥物控制血壓這個方式，是一件非常重要的事。祝大家有兩顆健康的腎臟陪你到老，一輩子都不要洗腎！

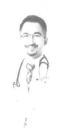

俠醫小整理 ✏️

腎臟病、乃至腎衰竭會大幅增加一個人罹患心血管疾病的風險，而因為腎臟病通常都沒有症狀，一般抽血數據也容易忽略，建立良好的觀念才能夠確保自己有健康的腎臟。

為什麼洗腎要「做血管」？

前文提到血液透析是一種把血抽出來，經過洗腎機排毒後，再輸送回身體的過程。而這就需要有一條血流量夠大，可以供應抽血，又可以同步輸血的「血管」。人體天然沒有這種血管，所以需要用手術的方式「創造」一條血管出來供洗腎使用，而適合製作血管的地方卻不是無限多的，因此，每一條洗腎血管對患者來說都至關重要，因此才有洗腎血管是患者的「生命線」一說。

① 雙腔導管

洗腎血管從手術做好到能夠真的打針使用，通常需要 1 ～ 3 個月不等的「養成期」。但是，有時候緩不濟急，患者已經毒素太高，臨時要洗了，就要用「臨時導管」來洗腎。所謂的臨時導管是指超大號的管子，插到大靜脈裡面。這種管子裡面有兩個管腔，所以又叫「雙腔導管」，一邊可以抽血出來、一邊可以送血回去。這種臨時使用的雙腔導管，根據使用的效期又分為兩種：

臨時用雙腔導管

通常優先置放於鼠蹊部的股靜脈，效期約 1-2 週。好處是置放容易，壞處是效期短、容易感染等。

穿隧式長期導管

通常優先置放於右頸部的內頸靜脈，穿一段皮下隧道從前胸拉出。效期可長達數個月以上。好處是有一段皮下隧道可以預防感染。壞處是長期可能有導管阻塞，或者引起血管狹窄等問題。

通常穿隧式導管就是提供作為等待洗腎血管術後「養成期」的階段性洗腎管道。等到洗腎血管成熟可以洗的時候，就把臨時導管拔除。

現在的主流建議是，儘量縮短臨時導管的使用時間，最好能夠小於一個月。甚至在患者腎功能退化到一定程度，判斷可能在 1 ～ 2 個月內就需要洗腎的時候，就**預先進行洗腎血管建置手術**，以便真的需要洗腎的時候就直接有血管可以用了，不需要再額外插臨時導管。

② 穿隧式長期導管

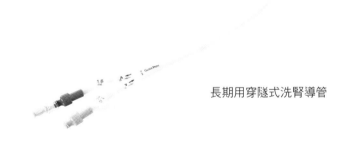

長期用穿隧式洗腎導管

另外也有一些患者不做血管，而持續使用穿隧式長期導管來做透析的，包括以下三種狀況：

短期內可能接受腎臟移植的患者

筆者有一個朋友，因為短期內就可以接受先生捐腎給她，所以我們就只

幫他做了臨時導管，沒有做血管。

預期剩餘生命少於一年的患者

像是一些癌末患者，或者長期臥床患者，因為剩餘生命不長，或者照顧血管不易，因此也可以考慮長期使用導管作為透析路徑。

血管都壞掉的患者

有些患者兩手的洗腎血管都壞光光了，沒得選也只能長期用導管透析。另外也曾經遇過一位紅斑性狼瘡，同時需要洗腎的患者，因為血管條件很差，沒辦法做血管，所以也是長期使用導管在洗腎。

密碼 **43**

洗腎血管有哪幾種？如何保養？

有一天門診來了一位 60 幾歲的阿嬤，說是腎臟科轉介要來做洗腎血管評估。

我看了看她雙手之後，眉頭微微一皺的說：「阿嬤，妳的手沒什麼血管ㄟ，這裡是勉勉強強有一條啦……」阿嬤馬上回我：「對啊，我的血管護士都說不好抽血，每次都扎好幾針還扎不到！為什麼我血管這麼小？像我哥哥血管就很大條。」我好奇一問：「你哥哥？」阿嬤回說：「對啊，他的血管也是你幫他做的啊，就自己的血管，很大條、很好洗啊。」患者真的太多了，實在記不得了。我只能尷尬的笑一笑：「哈哈！阿嬤，每個人的狀況不一樣啦！像妳的血管比較細，恐怕沒辦法做自己的血管，要做人工血管喔。」

由此可知，醫療團隊的存在就是照顧每位患者的需求，服務每一位患者，幫助大家得到好的治療。

① 洗腎血管的種類

有以下兩種。

自體血管

前文提到，洗腎血管的目的是要用人工手術的方式，創造出一條身體本來沒有的「大流量、大管徑」血管來做透析。首選方式是把自己手上的靜脈接到動脈上，原本軟軟、壓力很低的靜脈，受到動脈的高血壓衝擊，理想狀況下會馬上變粗、變大，大約經過 6 ～ 8 週的成熟期，才可以打針使用。最常見的自體血管部位是前手臂的手腕處，將頭臂靜脈接到橈動脈上。其他也有比較複雜的上臂自體血管一階段，或二階段手術方式。

而血管成熟的標準依循所謂的「數字 6 法則」：

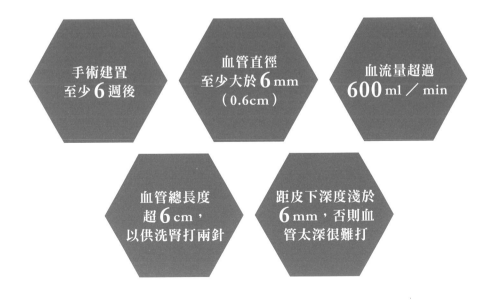

手術建置
至少 **6** 週後

血管直徑
至少大於 **6** mm
（0.6cm）

血流量超過
600 ml／min

血管總長度
超 **6** cm，
以供洗腎打兩針

距皮下深度淺於
6 mm，否則血
管太深很難打

在過去，自體血管的成功率不到 50%，原因是很多血管是扶不起的阿斗，接得通但是長不大。現在國際上有一套準則，可以幫助醫師在手術前評估哪些患者做自體血管的成功率高，哪些則希望不大。而成功率不高的患者，比如靜脈太細，或者動脈太細，可能就要轉做「**人工血管**」。

人工血管

針對血管太細不適合做自體血管，或者做了自體血管但無法成熟的患者，人工血管就是他們下一個選擇。

人工血管是將 6mm 的 ePTFE 材質血管埋入皮下，其中一端接在靜脈另一端接在動脈上。因為直徑、流量、深淺都得到確保，所以一般能在一個月內使用。而近來更開發出「早期快速穿刺型」人工血管，能夠在手術後 24 ～ 72 小時就能夠使用，相當方便。

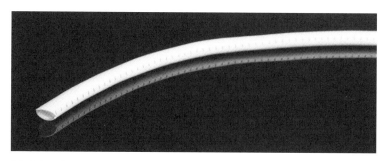

新型洗腎專用人工血管，特殊材料、可降低穿刺出血。

過去人工血管為人詬病的一點就是容易阻塞、併發症多、常常需要通。不過近來因為材質改良，加上保養技術的進步，人工血管的長期通暢率已經不輸自體血管。而且好用的人工血管，甚至比不好用的自體血管洗腎的更乾

淨，反正不管是自體血管還是人工血管，洗得好就是好血管，

　　至於保養上，則可以分以下四個階段：

② 洗腎保養四階段

血管成熟前

　　自體血管應注意加強手部運動、增加血流。一般會建議「握球」運動。正確的握球不應該只是手指捏而已，我都會告訴患者要像擠檸檬汁一下用力擠壓，捏著數五秒才鬆開，然後一天至少捏 50 下。等到捏習慣以後，可以做全手運動，舉啞鈴等等，效果更好。至於人工血管，只要注意傷口清潔、並且避免側睡的時候壓到血管就好。

每次洗腎前

- 在家用抗菌肥皂把血管的皮膚洗乾淨，以預防感染。
- 打針前 30 分鐘擦麻醉藥膏、可以減緩打針疼痛。
- 用聽診器，以及觸摸檢查血管是否有正常的震顫與血流聲，聲音應如瀑布旁的震動感，而非打鼓要爆掉的感覺。

每次洗腎中

- 階梯式打針，要更換穿刺部位，不要每次都打一樣的地方。
- 注意洗腎機是否有壓力過高，或是血流不夠、抽不到血的情況。

每次洗腎後：注意正確止血步驟

- 拿一塊小紗布，以不會流血的最輕力道用手指按住針孔。

- 一般來說 5 ～ 10 分鐘會止血。
- 輕輕移開紗布：如果噴血厲害，再壓五分鐘；如果微微滲血，可以直接貼起來。
- 用透明的膜或 3M 膠帶貼起來。
- 止血帶使用：可以的話盡量不要用，因為會壓扁血管。如果無法自己壓的才使用；同時要避免綁太緊，而且綁完請護士用聽診器聽一下，確定還有類似「滾滾長江」的血流聲才離開，聲音太小就請護士鬆開一點。一小時後即可拆除。
- 如果持續止血困難，表示血管快塞住了，應該趕快找醫師處理。

血管不是跳得愈強愈好？
洗腎血管什麼時候需要「通」？

如果親朋好友有在做洗腎的，應該都對「通血管」這個詞不陌生。但通血管是在通什麼？什麼時候需要通呢？

我們可以把洗腎血管想像成一條橡皮水管，一端接在水龍頭上。那麼按照這個模型，洗腎血管需要「通」的狀況，大概可以歸類成三種情形：

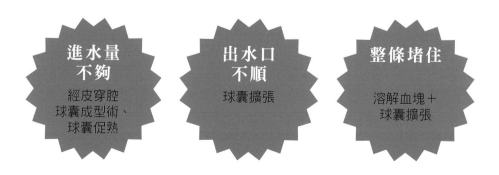

進水量
不夠
經皮穿腔
球囊成型術、
球囊促熟

出水口
不順
球囊擴張

整條堵住
溶解血塊＋
球囊擴張

① 進水量不夠

水龍頭水量不夠，或著水進不來，那麼就算水管再大條流量還是不足。常見的狀況是洗腎血管軟軟的，聲音很小聲，洗腎機接上去一抽血血管馬上就扁掉，或者根本抽不出血。這種情形常發生在自體血管的洗腎血管上，原因是動脈端的縫合接口有狹窄，或著靜脈的近端有狹窄，但人工血管則比較少這個問題。

處理的方式類似做心導管一樣，從洗腎血管穿刺，伸入導線與球囊到入水口處，然後用球囊擴張的方式把狹窄處撐開。這個過程醫學名稱叫做**「經皮穿腔球囊成型術」**（percutaneous traunsluminal angioplasty, PTA）。

另外，前文曾提及自體血管能夠順利拿來洗腎的比例（成熟率）不到50％，但現在也可利用球囊擴張的方式來輔助血管成熟。所以，如果自體血管做了以後超過兩個月還遲遲無法成熟，就可以用這個方式「撐大」血管，稱為「球囊促熟」。

② 出水口不順

這就好像你把水管捏起來，整條水管就會鼓漲的好像要爆掉一樣。因為出水口不順，當洗腎機抽出的血液要打回血管裡的時候會面臨強大的阻力，洗腎機器就會有「壓力過高」的警示音出現。

患者也可以觀察到自己的血管鼓鼓、硬硬的，平常像站在瀑布旁感受到的「震動」，這時候變成像打鼓的「搏動」，洗腎洗完拔針的時候，會發現針孔噴血很厲害，很難止血。

這時候許多人的第一反應是把止血帶再勒得更緊一點，但一定要注意這個

動作萬萬不可，強行綁緊止血的結果，往往就算血止了、血管也整條塞住了。

所以有的患者說：「我的血管跳動很強啊，怎麼會有問題？」因為，血管其實不是跳得愈強愈好，很有可能是出水不順、壓力過高，如果不趕緊處理，很快就會整條塞住。出水口不順最常見的狀況是「人工血管」的靜脈端接口（出水口）有狹窄的狀況，這時候處理的方式一樣是以球囊擴張 術來撐開狹窄。

而這樣的狹窄其實很容易復發。主要是因為手術縫合以後，血管的縫合口天然會有疤痕增生，導致內圈窄縮，因此需要常常進行球囊擴張，特別在人工血管上面是如此。所以常常聽到患者說：「我的血管常常要通。」確實，人工血管的確是需要經常「保養性」的通血管的，這點要特別注意。

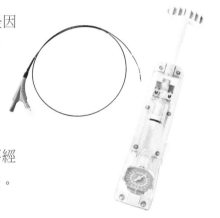

球囊擴張術充氣用壓力槍及導絲。

③ 整條堵住

造成整條洗腎血管堵住最常見的原因就是，出水口不順沒有及時處理。另外，還有其他原因包括：止血不當、血壓太低、血管瘤、感染、凝血功能異常活化等等。

當然，在還能保留血管的狀況下，我們會盡量「搶通」塞住的血管，先打入血栓溶解劑溶解血塊，進行除栓後，再把血管狹窄處用球囊擴張的方式打開，恢復血流。理想的狀態下，80～90%塞住的血管都能夠即時搶通。

洗腎血管需要處理的狀況其實還很多，還有竊血症（瘻管功能過強，反而將屬於前臂或掌指的動脈血吸走了，有如偷竊一般）、中心靜脈狹窄等等

複雜情形，有些還需要放支架或手術重建治療。近年來，血管外科中已經單獨成為一門專門領域。不過，對於病患以及患者的家屬來說，了解血管需要「通」的三種大致狀況，除了能更好的跟醫師溝通之外，也能更好的照顧自己或家人的血管。

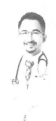

俠醫小整理 ✏️

　　洗腎血管在整條塞住之前往往都有前兆，小心的監測與保護，才能避免假日臨時塞住找不到醫師處理！

密碼 45

壯士斷腕！
哪三種狀況洗腎血管要考慮開刀拿掉？

　　如今我們知道為什麼洗腎血管被稱作洗腎患者的「生命線」，也知道好好維護血管的重要了。不過，有什麼萬不得已的狀況，是需要把洗腎血管開刀移除的嗎？

① 血管瘤太大、表皮潰爛出血不止

　　對於自體血管來說，雖然都希望血管能長得粗大一點比較好，卻也不是

愈大愈好，因為過於粗大，甚至變成血管瘤的話，除了不好看之外，還很可能會破裂出血。

有一位患者小玲，住在特殊照護學校裡。雖然實際年紀已經快四十了，不過還是天真可愛的像個小女孩。帶她前來看診的學校老師說：「來，妳給楊醫師看一下妳的手。」小玲猶豫了一陣子，才好不容易害羞的拉起袖子，伸出左手。只見她整條左臂洗腎血管像扭曲巨大，像是大腸，又像奇怪的腫瘤盤據在手上。老師說：「小玲的血管最近洗腎後一直無法止血，帶來讓醫師看一下有沒有辦法通。」

像這種過於巨大的嚴重血管瘤，已經沒辦法保留了。在充分溝通之後，我們安排了血管瘤移除，再加上新的洗腎血管重建，前後動了三次手術才完成。也曾經碰到一個患者因為捨不得放棄血管，遲遲不想重新做新的，結果血管瘤上的痂皮在睡覺的時候不小心摳破，好在鮮血湧出弄濕床單的時候把自己嚇醒，患者用衛生紙壓著血管跑到急診室，緊急縫合才止血的。

預防自體血管變成血管瘤最好的方法，就是採取「階梯式穿刺法」，意思是避免每次打針在同樣位置，最好相隔一公分以上。同一區域反覆穿刺的結果，就容易造成血管局部瘤樣病變。如果觀察到血管打針穿刺部位的皮膚變薄、變白，就是血管瘤的跡象。如果是早期還能透過一些方法保留血管，但是太嚴重的話，就必須手術關閉或取出了。

② 手腫脹嚴重、無法改善

彩券行都會在櫃檯放一隻招財貓，一直舉起那特別粗壯、特別巨大的手在招手，要把各方財富招進去，令人感到特別可愛。但如果相同的狀況發生在洗腎患者身上，恐怕就不是什麼好事了。

洗腎血管所在的那隻手腫起來，甚至在透析的過程中疼痛不已，首先要排除一些可以處理的狀況。比如流量太高的竊血症，可以透過把血管縮小解決；又比如中心靜脈狹窄，可以透過放支架來解決。

但是，也有那種無法解決的狀況。例如有一位約 40 歲的患者，多年前因為主動脈剝離開急診刀、手術過程截斷了左半身的大靜脈。結果當初的醫師不小心又把洗腎血管做在左手上，結果左手大量增加的血流造成大塞車，整支左手腫成 2.5 倍粗，甚至左胸、左臉也整個腫起來，除了透析困難之外，患者還因為相貌改變，變得相當憂鬱厭世。

後來我們經過三次手術，分別移除左手的洗腎血管，重建血管在右手上，過了一個月後患者的臉消了大半，神清氣爽起來，才又恢復生氣。

③ 人工血管感染

自體血管很少感染，即便真的有感染，但畢竟是自己身體的組織，多半用抗生素治療就能痊癒。

但是人工血管感染就很麻煩，單純打抗生素很難好，除了少數可以透過局部更換新的人工血管來解決之外，大部分都需要整個血管拿掉，對患者或醫師來講都是很困擾的事情。曾經有幾位病患在傷口還小的時候，不願意移除重建，結果弄到最後整隻手都化膿。

避免人工血管感染最佳辦法就是完整的清潔與消毒。雖然打針前洗腎室人員都會做皮膚消毒，不過有許多皮膚污垢跟細菌沒辦法完全靠消毒就消毒乾淨，最好能夠在家的時候，自行用含消毒成分的洗手液（如粉紅色的 Hibiscrub），將預計穿刺的皮膚清洗乾淨，這樣才有雙重保障。

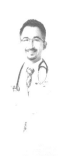

俠醫小整理 🖊

　　雖然聽起來有點可怕，但是血管瘤形成早期，或是手部腫脹等情形能早點發現並正確治療的話，多數都能夠處理，除非狀況嚴重才需要移除。而人工血管則是務必要注意清潔，才能預防感染的發生！

非知不可
的心知識
13

台灣人洗腎最多的原因？
如何保護腎臟、
避免腎衰竭？

　　在我長年參與洗腎患者血管照護的過程中，很驚訝的發現：時至今日，仍有很多人（甚至包括醫院裡的工作者在內），對洗腎患者還是有不當的態度或是歧視的眼光，說這些人之所以會罹患洗腎這種不治之症，是因為風水不好、命運不好，甚至做了什麼壞事。

　　筆者在這裡要呼籲，洗腎的患者多為弱勢族群，本人與家庭都將遭遇很大的改變與困難，聽到這些嘲諷，對他們真的非常殘忍，也不公平。所以，我們有必要為他們說幾句話，並且讓大家知道，其實如果忽略重要的保養，很多人自己很可能就是洗腎候選人。

台灣健保照顧太好，洗腎者大增

另外，根據 2019 年的資料顯示，台灣洗腎患者佔全人口比例為每百萬人中 3679 人，總共有接近十萬人洗腎，占比排行世界第一，其次依序為日本、南韓、新加坡、美國。若以每年新增人數來看，台灣只能排第二，第一名是盛產龍舌蘭酒的墨西哥哈利斯科州（Jalisco）。

至於台灣為什麼會有這麼多人洗腎，主要歸功於「健保制度」。

要知道洗腎是一筆很大的開銷，由於有健保制度給付洗腎，加上健全的慢性腎臟病照護網，讓台灣腎臟病患可以得到很好的照顧。這也顯示，能負擔洗腎的國家，表示國力不俗。像墨西哥新增洗腎者急起直追，甚至超車台灣，就跟腎臟病照護品質提升有關。台灣不只洗得多，還洗得好，透析患者五年存活率高達 55.6%，相當接近品質最高的日本（五年存活率為67.5%），但比起歐洲的 42.8%、加拿大 44.3%、美國 42.9%，皆勝出不少。

為什麼會洗腎？

需要洗腎有三大原因。最大的原因是**糖尿病腎病變**。台灣洗腎患者裡有 52% 是糖尿病腎病變引起的。占比第二多的單一因素是**高血壓腎病變**，佔15%。第三大是腎絲球腎炎，雖然總體比例占約 20%，但腎絲球腎炎是很多因素的集合，例如原發性腫瘤、感染、免疫疾病（像紅斑性狼瘡）、遺傳，或毒藥物等等。

做好四件事，降低洗腎風險

所以，要怎麼保護自己的腎臟、避免老來落得洗腎的下場呢？以下四件事情，請好好遵守、力行，就可以遠離洗腎風暴：

• 好好吃藥控制糖尿病、高血壓。

- 鍛鍊身體、存好骨本，以後才不會腰痠背痛關節炎老是要吃止痛藥。
- 多喝水。
- 定期健康檢查，腎功能早期衰退好好治療控制、延緩惡化。」

以好好吃藥來說，常見到有些高血壓、糖尿病患者不願意吃藥，你問他們為什麼，往往會說：「因為吃西藥會傷腎臟，以後會洗腎。」

這想法聽起來有道理，但其實完全不然。我們現在知道 70% 的洗腎患者之所以腎臟會壞掉，都是因為糖尿病、高血壓沒控制好的後遺症，所以「怕傷腎臟不好好吃血糖血壓藥」，反而恰恰害了大家。

真的傷腎的是長期大量服用消炎藥才是！

大家猜猜誰最容易長期吃消炎止痛藥？答案是，長年腰痠背痛、關節炎，每天在骨科門診前面排隊打針吃藥的患者。所以，高血壓、糖尿病患者該吃的藥還是要吃，否則反而更糟糕。千萬注意。

總之，做好上面四件事，你就能避免大部分的洗腎風險。最後，身為台灣人，要慶幸自己身在透析照護品質世界數一數二的國家，對自己感到驕傲、對別人更多關懷，才是智慧的展現，才是溫暖強大的台灣人。

非知不可
的心知識
14

洗腎後身體怪怪的？
可能是「濾芯」有問題！

有些患者抱怨洗腎洗完身體不舒服，或是以前都洗得好好的、現在突然怪怪的，或是換了一間洗腎室以後就開始洗了很不舒服……等等，這些情形其實有可能是洗腎機的「濾芯」有問題。

洗腎機的濾芯稱為「人工腎」，大概是整個洗腎過程最重要的材料。人工腎最早由 1928 年哈斯醫師（Haas）用植物的纖維素製作（有如菜市場上在賣的絲瓜絨），同時近百年來經過很多的革新與發展，已經愈來愈進步。

現代人工腎的好壞、評價指標主要有四項：

結構

是否具有足夠低的液體阻力、夠大的表面積。實際洗腎的時候，醫師會看體型來選擇膜面積大小。

表現

半透膜的排水性、排毒性是否良好。對於大、中、小分子的清除能力表現，好的人工腎可以清除中大分子（500 ～ 15000 道耳吞以上）。

生物相容性

生物相容性不好的人工腎，容易有發炎、過敏、洗腎時容易血栓卡住、掉血壓、洗腎後溶血、貧血……等併發症。有些人工腎有肝素／維他命 E 塗層，可以降低凝血與發炎反應。

表面膜材質

有 PSU ／ PAN ／ PMMA ／ EVLA 等材質。國際上製作人工腎的大廠牌有 Asahi ／ gambro ／ B Braun ／ FMC ／ BG 等，另外也有台製與陸製產品，一般都有通過基本安全標準，大部分的洗腎室用的人工腎都有一定的品質。

不過，洗腎患者仍可留意以下徵兆，可能與人工腎有關：

• 洗腎中掉血壓。

・洗腎後貧血、溶血。

・發炎過敏等。

　有疑慮的民眾，可以向洗腎室詢問人工腎品牌、材質，真的洗不舒服也可以換一家洗洗看。

疾病 **8** 蚯蚓、蜘蛛爬上腳——
靜脈曲張

　　說出來你可能會很驚訝，人類是世界上唯一會靜脈曲張的生物。而這，跟人類決定要逆天而行，站起來走路那一刻開始說起。

　　現在請你想像一下自己腿部的血液循環。血液從你的心臟出發，經過動脈、輸送血液一路到你的腳底，然後經過腿部肌肉的微血管，再從腳底回到心臟。

　　發現了嗎？這個過程的「去程」，由心臟推動、血液流在動脈裡面，方向是從上到下。而回程，血液走在靜脈裡、剛好顛倒，是由下往上「逆流而上」的。怎麼會這樣！**水往低處流，腿部血液卻得往高處爬**。而人體是靠什麼讓腳的靜脈血液可以逆流而上的呢？有兩個因素：

腿部肌肉

　　腿部的肌肉收縮、幫助把血液往上擠壓。

靜脈瓣膜

　　腿部的靜脈跟心臟一樣，裡面具有瓣膜的結構，而且大約每隔一公分就有一個。瓣膜就像單向門，只朝上開，可以確保靜脈內的血液只能往上移動。

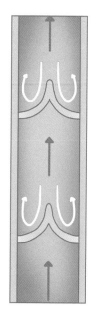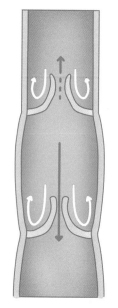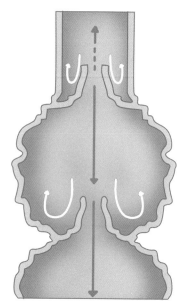

靜脈曲張是人類開始站立無法避免的結果，但是，會有很多狀況導致靜脈曲張的發生，所以，要預防也要從這幾點開始。

我們俗稱的靜脈曲張，是眾多慢性靜脈病變的其中一種，就是從瓣膜鬆弛、靜脈血逆流，往下沉在腿部，造成腿部靜脈壓力增加、積水、水腫，開始引起各式症狀。

哪些人是靜脈曲張高風險群？什麼時候要看醫師？吃藥擦藥會不會好？有哪些處理方法？日常生活要怎麼預防？彈性襪該怎麼選？趕快繼續翻下去吧！

久站才會靜脈曲張嗎？高風險職業有哪些？

① 案例

　　阿凱是一位 30 初頭、190 幾公分的高大男性。有一天走進門診說要看靜脈曲張。我心想：「這麼年輕，可能就算有靜脈曲張，也不大嚴重吧？」沒想到，對方把運動長褲拉起來露出雙腿的時候，我頓時大吃一驚：「喔喔，你右腿的靜脈曲張真的很厲害呢！」我問阿凱，你家人長輩有靜脈曲張嗎？他說沒有。你做什麼工作呢？他說貨車司機。一天要開車多久？他說不一定，不過大概每天都要開 10 個小時左右。

　　我有點納悶，雖說是久坐工作，也不至於年紀輕輕就這麼嚴重。我說：「有點奇怪呢，沒有家族史，也沒有久站工作，靜脈曲張會這麼厲害有點奇怪，畢竟你看起來也不胖。」這時阿凱忽然好像想起什麼似的，告訴我：「喔！醫師，我之前有去做減肥手術，減掉 30 公斤了！靜脈曲張在我減肥前就有了！」原來如此，帥氣的阿凱曾經是個大胖子啊！因為，肥胖者也是危險族群之一。

　　以下就告訴大家有靜脈曲張的危險族群有哪些？

② 危險族群

　　現在許多人普遍都有「站太久」會導致靜脈曲張的認知了，可是有些人站很久也沒靜脈曲張，另外有些人整天坐辦公室卻有靜脈曲張。到底哪些人

是靜脈曲張的高風險群需要特別注意的呢？總共有以下十種：

家族遺傳

根據〈Circulation〉循環醫學期刊的研究顯示，已知 FOXC2 基因突變與下肢靜脈瓣膜鬆脫有關係。而這個基因突變也會影響淋巴循環。靜脈曲張是會遺傳的，讓天生瓣膜結構比較脆弱，靜脈比較容易鬆弛。筆者媽媽就有靜脈曲張，而筆者本人也有。

久站或久坐工作者

百貨公司櫃姐、老師、護理師、司機、工程師等，下肢長時間處於下垂、小腿肌肉放鬆狀態，腿部靜脈回流不順，都是靜脈曲張的高風險職業。我的患者裡面有很多久站當老師的，也有許多是久坐當工程師的。以久坐來說，大家可以回想一下，出國坐飛機坐很久，等到下飛機的時候整隻腳都腫到穿不下鞋子的情景，甚至還有人因為搭飛機坐太久，產生靜脈栓塞的。

懷孕婦女

懷孕期間身體總水量增加，加上肚子裡面懷著孩子，導致腹壓增高，特別容易導致靜脈曲張惡化。

女性

很多上了年紀的婦女在門診問我：「楊醫師，為什麼我會有靜脈曲張？」我都打趣的安慰她：「因為妳是女生，女生最偉大。年輕的時候奉獻給工作，懷孕的時候奉獻給孩子，靜脈曲張就是妳為了家庭辛苦一輩子的證明！」

過度肥胖

肥胖讓下肢靜脈壓力很高，導致血液回流不順。

年紀大

這是大自然的機制、人類退化的結果，很難避免。

曾有深靜脈栓塞患者

人的腿部有深靜脈系統、淺靜脈系統兩套靜脈回流系統。就好比高速公路的一高、二高，一高堵住的話，車子都去走二高，二高也容易堵車。深靜脈發生過栓塞，自然淺靜脈也容易出問題。

缺乏運動者

小腿肌肉無力擠壓靜脈血液，自然血液容易堆積在腿部。

抽菸

香菸裡的毒素會破壞靜脈內皮，以及靜脈瓣膜，也容易形成栓塞。

重量訓練運動員

深蹲、硬舉的訓練過程常常腹部需要極度繃緊、腹腔壓力增加，壓力傳到腿部的靜脈，容易撐壞瓣膜。我在健身房常常發現有小腿靜脈曲張的人，有的靜脈瘤已經很明顯、一副快要破掉的樣子。

靜脈曲張不醫要截肢？多嚴重需要看醫師？

　　靜脈曲張的患者，症狀各式各樣都有。有那種雙腿白皙的小姊姊，嫌腿上紅紅紫紫的小血絲難看而來的；有大蚯蚓爬滿腳，卻沒什麼症狀的；也有那種腳踝皮膚潰爛，發出難聞氣味才來的。

　　的確，靜脈曲張的症狀，每個人都不大一樣，也不見得都必須治療。而真正的診斷有賴於使用血管超音波，來檢查靜脈瓣膜是否鬆脫、有無靜脈血液堆積、有無倒流到腿部的狀況。在執行檢查前的評估上，臨床上有兩個常用的判斷靜脈曲張嚴重程度的量表，讓大家可以對照看看。

① **靜脈臨床症狀評分**

　　總共有十一個症狀項目，每個項目依照無、輕度、中度、重度，分別給予 0 ～ 3 分，並列成下頁表格，大家可以自行測驗，看看嚴重程度。

② **靜脈曲張分級**

- 第一級：蜘蛛網狀青絲。
- 第二級：明顯可見曲張血管。
- 第三級：腿部腫脹。
- 第四級：皮膚變色（腳踝、小腿）。
- 第五級：皮膚變色＋已癒合的皮膚潰瘍。
- 第六級：皮膚潰瘍、潰爛難以痊癒。

症狀項目	無（0分）	輕度（1分）	中度（2分）	重度（3分）
疼痛：偶爾痛、或者每天痛？				
外觀可見曲張靜脈（靜脈瘤）：只在小腿、還是延伸到大腿？				
下肢水腫：侷限在腳踝以下、還是延伸到膝蓋以上？				
皮膚色素沈澱：只在腳踝附近、還是延伸到小腿？				
發炎：只在腳踝附近、還是延伸到小腿？				
皮膚硬化（類似皮革感）：只在腳踝附近、還是延伸到小腿？				
潰瘍傷口數量：1～3				
潰瘍傷口大小：2cm～6cm				
出現潰瘍傷口時間：三個月、或超過一年？				
是否有穿彈性襪：偶爾、或每天穿？				
小計				
總計				

第一級、第二級處理原則

　　靜脈主幹的功能還是完整的，所以原則上治療以保養與美觀考量為主，不需要手術。不過，這時通常表示已經有靜脈高壓現象，建議穿著彈性襪，多抬腿保養。另外，除了可以嘗試改善靜脈循環的藥物之外，想要達到美觀的治療需求，針對 3 毫米以下或較明顯的黑紫色血管，可以打泡沫硬化劑。比較粗的血管，則可以考慮顯微小靜脈摘除的方式治療。

第三級～第六級處理原則

　　表示已有瓣膜滲漏、靜脈血液逆流情形，這時不能只處理肉眼可見的難看血管，還要一併治療靜脈主幹造成的病因，才能真正治療，避免復發。

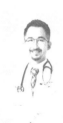

俠醫小整理 ✏️

　　靜脈曲張的治療有美觀、治病兩個面向的考量，關鍵在於主幹有沒有瓣膜被破壞，並經過詳細的評估，才能兼顧美觀與治病！

靜脈曲張吃藥會好嗎？
為什麼醫師開痔瘡藥膏給我擦？

有一回，有位中年的女性患者跑進診間向我抱怨：「楊醫師，我去看靜脈曲張，結果那個醫師居然開痔瘡藥膏給我擦耶！」我笑笑地安撫她：「別擔心。其實腿的靜脈曲張，跟屁股的痔瘡很像，不只擦的藥膏類似，連吃的藥都一樣呢！」

我們已經知道靜脈曲張的成因是，腿部的靜脈血液循環不順造成的。另外，還有一個地方也是靜脈叢生，容易血液循環不順，那就是屁股。因此，容易得痔瘡的高風險族群，甚至跟靜脈曲張還很像：比如女性、懷孕、常常肚子用力（便秘）、久坐等等，都會造成屁股的靜脈循環不良，久而久之形成痔瘡。

你可能還聽說過，有的人痔瘡很嚴重痛到受不了的時候，醫師會用小刀劃破痔瘡，擠出血來「放血」消腫，而腳的靜脈瘤，當形成血栓的時候也很痛。

因此，擦痔瘡的藥膏也會被拿來擦靜脈曲張。不過，現在藥膏、口服藥的成分比起過去有了進步，效果也更好。以下就舉三個臨床上常用來輔助治療靜脈曲張的藥膏跟口服藥：

- Esarin 凝膠：可以促進瘀青吸收，幫助改善局部靜脈循環。
- Diosmin 成分口服藥，如 Alvolon。
- Flavonoids（黃酮類）口服藥，如 Daflon。

以上藥物透過增加微血管彈性，改善微循環的作用，可以改善慢性靜脈功能不全造成的相關症狀，如腿部疼痛、腿部沉重、腿部腫脹及腿部不適感。在痔瘡治療上也可改善急性痔瘡出血、脫垂等等發作相關症狀。

在輕度第一級、第二級，甚至只有腿部腫脹沈重等靜脈高壓力徵象，但靜脈主幹的瓣膜還沒有壞掉的患者身上，使用以上藥物搭配彈性襪與抬腿，有機會緩解。

但如果主幹瓣膜已經壞掉，那麼就必須要手術治療，術後再搭配這些藥物來幫助修復囉！

密碼 49

靜脈曲張要抽腳筋？微創手術會復發嗎？

筆者母親也是雙腿嚴重靜脈曲張的患者。20 幾年前微創技術還沒那麼進步時，她的雙腿都動了俗稱「抽腳筋」的傳統手術。

這種手術的做法是先在大腿內側靠膝蓋的地方切開一個傷口，找到靜脈主幹後，把鐵絲穿進去，接著順著大腿內側往上，在鼠蹊部附近再切開一個傷口，把靜脈主幹的近端切開，然後把從下面穿上來的鐵絲拉出來。

接著把血管的一頭和鐵絲綁緊，然後從靠膝蓋的傷口那一端猛力一拉，「刷！」把整條血管抽出來。這是整個手術的大致過程。

看到這裡大家一定會問：「腳筋整條抽出來，那還能走路嗎？」答案是可以的。因為，腳的靜脈循環就像高速公路有一高、二高一樣，也有兩套系統，分別是深靜脈系統跟淺靜脈系統，靜脈曲張壞掉的是淺靜脈系統，治療

的方式就是抽掉淺靜脈的主幹，保留深部靜脈，讓血液改走深靜脈回到心臟即可。

① 抽腳筋

這樣的「抽腳筋」手術，即便不會讓你不能走路，但也須好一段時間的修復期。因為，在抽除主幹的過程中，許多小血管會被硬生生拉斷，所以術後血腫會很厲害，必須用彈性繃帶牢牢綁緊，然後臥床抬腳三天才行。而且術後需要好好休養幾個月，不能過度久站或勞累。

不過，筆者母親當時沒那麼好命可以修養。我爸爸是職業軍人，一個月能回家的天數沒幾天，而我媽必須負責照顧我們兄弟，因此沒辦法好好休息。這也導致她日後產生後遺症，雖然目視沒有靜脈曲張，但是只要稍微站立久一點的時間，雙腿就腫脹疼痛難耐。也因為這樣，我們家長途旅行出遊，總是少了母親的影子。

② 微創無刀口治療

現在微創靜脈曲張治療已經成為治療趨勢，具有免抽腳筋、免住院、免麻醉（只需局部麻藥）、復原快、馬上可以下床走路、馬上可以返回工作的優點。能達到以上優點，最大的差別在於跟傳統手術不同，微創治療不是利用「外部抽除」的方式來破壞淺靜脈主幹，而是利用「內部關閉」的方法，所以破壞少，幾乎沒有出血。

而根據關閉主幹的方式不同，主要分為以下兩種：

靜脈主幹熱能閉合手術

以雷射或射頻高能從血管內部閉合血管，取代傳統的抽除。因雷射具有高能，會灼傷附近組織，需在整條靜脈周圍灌注麻藥水，術後需要穿著全腿彈性襪一個月的時間，以避免復發。

適用族群：

- **粗管族**：血管粗大、直徑超過 2cm 者。
- **發炎族**：有潰爛傷口，或腿部正在發炎者。
- **冷氣族**：上班可以吹冷氣，配合穿彈性襪者。

靜脈主幹非熱能閉合手術

在台灣以美敦力公司代理的「超級膠水」為代表。以靜脈黏合膠打入靜脈內，分段壓迫黏合血管。與上面的熱能閉合手術相比，因過程沒有熱能產生，不需灌注麻藥水，故大幅減少疼痛感；另一個最大的特點是，手術後不需穿全腿彈性襪。

適用族群：

- **雙腿族**：兩腳要同時治療者。（術中疼痛度最低、術後恢復最快）
- **肉肉族**：靜脈較為深層，麻藥施打較困難者。
- **怕痛族**：對打針相當恐懼者。
- **怕熱族**：對彈性襪過敏，或無法配合穿著彈性襪者。
- **忙碌族**：手術後需要「馬上」工作，一天都不能休息者。
- **流血族**：有出血傾向、服用抗凝血劑、需要創傷程度最小者。

很多人都會問，手術以後會不會復發？其實無論是傳統手術與微創手術，只要診斷正確、操作得當，復發率都相當低。根據幾項大規模的研究統

計顯示，五年的主幹閉合率（成功率）都在96%以上。不過，就算壞掉的靜脈不會復發，造成靜脈高壓的原因沒解決的話，還是有可能腿會不舒服！

　　所以，該怎麼在日常生活中保養、預防靜脈曲張？下節為你解答！

靜脈曲張微創手術前後比較

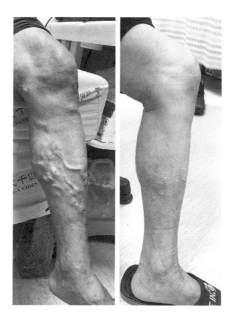

這兩張照片是靜脈曲張微創手術前後的比較。右圖是手術後的情形，和手術前的左圖相比，整條腿的狀況有非常明顯的改善，使得患者本人也非常滿意手術的效果。

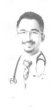

俠醫小整理 🖊

　　每個患者都是獨一無二的，與醫師充分討論，才能找到最適合自己的治療方案喔！

日常生活如何預防靜脈曲張？

　　不只筆者媽媽是靜脈曲張的患者，筆者自己左腳在多年前，也動過靜脈曲張的微創手術。因此，筆者在這裡也要和大家分享同時身為靜脈曲張的醫師、家屬，以及術後患者的三重身份，所奉行的靜脈曲張五個日常保養秘訣。

① 減重

　　還記得減肥 30 幾公斤的阿凱嗎？他瘦下來後靜脈曲張的風險自然就大為降低了，否則肥胖的話不僅僅造成腹壓大，腿部的壓力也會很沈重，久了靜脈一定壞掉。

② 避免久坐久站

除非可以馬上退休或換工作，要不然其實很難真的改變久坐、久站的工作性質。不過，還是可以選擇隔一段時間休息，適時地走一走，或做一些小腿肌肉收縮的運動。

③ 抬腿

　　工作場所不見得有機會抬腿，不過，下班回家一定要抬腿。在床上躺平、兩腿上抬 45 ～ 60 度跨在牆上 20 分鐘，可以幫助血液回流，舒緩腿部腫脹。

④ 運動訓練下肢肌肉

對於有靜脈曲張的人，我推薦的阻力訓練是健身房的腿壓機。

這種機器訓練的方式是斜躺 45 度，臀腿發力踢直踏板，如此往復。兩邊可以掛槓片，調整到可一組做 8 下，總共做三組的重量即可。

⑤ 久站必穿彈性襪

筆者的彈性襪有好幾十雙。需要出差、演講、自助旅行或開刀的時候，筆者都至少會穿半腿的彈性襪（小腿襪）。但是，如果要開心臟手術這種要站 5 個小時以上的大刀，就必須穿全腿襪（大腿襪），才能維持良好的循環。

此外，針對懷孕的婦女，建議最好也購買醫療級的彈性襪來穿，以免懷孕期間血管撐壞了。還有一點，去日本等國外自助旅行的時候，很多人都喜歡走好長一段路，再來泡個「足湯」舒緩一下，其實這樣只會讓腳更腫喔！

以上的建議給大家參考，希望大家的腿都可以健健康康，走更遠的路！

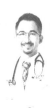

俠醫小整理 ✎

　　一般彈性襪分為全腿襪和半腿襪，顏色還有深淺之分。全腿襪一般都具有防滑矽膠墊，適合久站，如左圖；至於半腿襪，要選能夠包住腳趾的，幫助靜脈循環的效果比較好，如右圖。（以下彈性襪圖片由絲維亞公司提供）

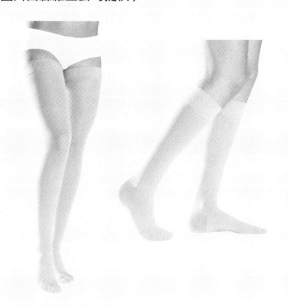

　　另外，關於更多的靜脈曲張知識，請參閱「俠醫靜脈曲張專欄」網頁，QR code 連結如下：

彈性襪不是愈緊愈好喔！

　　許多阿公阿嬤生性節省，聽到建議他們買的彈性襪一雙要一、兩千塊，就常常面露難色，並且問我，那種運動腿套可不可以？菜市場也有賣彈性襪，這個可不可以？自己的絲襪也很緊可不可以？其實沒有什麼可不可以，要穿都可以，只是可能完全沒效果，反而影響血液循環喔！

　　以前彈性襪喜歡標榜自己有幾「丹」，但其實丹數並不是衡量彈性襪的正確單位。丹數指的是布料纖維紡織的密度，丹數愈高織得愈密，很可能就愈緊。可是這樣的「緊」，可能對你的腿部循環沒有幫助，甚至有害。

「丹數」並非衡量彈性襪壓力的正確單位，mmHg 才是。

　　醫療級彈性襪是以能提供小腿的壓力值來計算的。能夠提供小腿愈高的壓力，幫助靜脈循環的效果也愈好，但是超過 40 mmHg 以上就沒有幫助了。一般彈性襪提供的壓力等級約在 8 ～ 10 mmHg 左右，如果要穿到超過20mmHg，請務必諮詢醫師建議。

　　在台灣，「醫療級的彈性襪視同醫療器材」，盒裝上會有衛生署醫療器材輸入字號，民眾選購的時候可以參考。才不會穿錯襪子，花錢又傷腳！

致謝

　　首先，謝謝你讀到這裡。我對本書最初的理想，是寫成一本人人都能輕鬆讀懂而且翻開立即用上的心臟、血管疾病指南。同時也是一部專業醫師拿來就可以舉例，輕鬆與病人討論的參考書。這樣的目標理想很大，實際執行卻遠比想像中來得難。一方面結合自己在心臟血管醫學十多年來的實際經驗，一方面在成千上萬的教科書，以及最新文獻證據中做出選擇；一方面還要轉化為普通人能輕鬆理解應用的詮釋，並且在不到三百頁的篇幅內以大眾讀物呈現，確實一度傷透腦筋。

　　但是，我想到司馬光編撰《資治通鑑》時的精神：「退而著書。」面對來源不一、龐雜無比的浩瀚的史料，後退一步而觀之，只撿其精要及具指導意義的材料收錄。我也就效法之，只選擇讀者最想知道、最實用、最關鍵的心臟、血管疾病議題，解說並呈現給大家。以史為鑑，是司馬涑水先生給了我啟發。希望這本書對你有用，若能在某時某刻對你所最關心的親人朋友幫上忙，將是我最欣慰的事。當然，醫學是個不斷進步的過程，新的證據隨時可能推翻舊的觀念，筆者學識有限，期盼讀者以及各方先進，能隨時不吝指教，作為我們日後再版更新的參考。

　　本書能夠順利出版，需要感謝的人太多。我想要特別謝謝以下幾位：

　　首先是我的爸爸媽媽，他們自己沒有機會接受好的教育，卻把僅有的資源全部灌注在我們兄弟身上，養出兩個心臟內外科醫師。再來是我的家人，在出書過程中，特別是疫情隔離寫作期間，給予的無盡包容與支持。我還想謝謝無論是醫學上還是醫學以外所有幫助、教導過我的師長。同時，我想謝

謝我曾經治療過的患者們帶給我的成長養分。

　　也感謝城邦集團原水出版社總編輯林小鈴領導的編輯團隊,讓本書呈現出最美麗的模樣。最後,謝謝正在閱讀本書的你,是讀者的支持,給我寫作最大的勇氣,謝謝你。

全書參考資料文獻

DR. ME健康系列HD0167

俠醫楊智鈞的50道心臟密碼

圖解心臟衰竭、瓣膜疾病、動脈剝離、心肌梗塞、洗腎血管、靜脈曲張健康秘笈

作　　者／楊智鈞
選　　書／林小鈴
主　　編／梁志君

行銷經理／王維君
業務經理／羅越華
總 編 輯／林小鈴
發 行 人／何飛鵬

出　　版／原水文化
　　　　　台北市中山區民生東路二段 141 號 8 樓
　　　　　電話：02-2500-7008
　　　　　傳真：02-2502-7676
發　　行／英屬蓋曼群島商家庭傳媒股份有限公司城邦分公司
　　　　　台北市中山區民生東路二段 141 號 11 樓
　　　　　書蟲客服服務專線：(02)2500-7718；(02)2500-7719
　　　　　24 小時傳真服務：(02)2500-1990；(02)2500-1991
　　　　　服務時間：週一至週五上午 9:30-12:00；下午 13:30-17:00
讀者服務信箱 E-mail：service@readingclub.com.tw
劃撥帳號／19863813　　戶名：書蟲股份有限公司
香港發行／城邦（香港）出版集團有限公司
　　　　　香港灣仔駱克道 193 號東超商業中心 1 樓
　　　　　電話：852-2508-6231　　傳真：852- 2578-9337
　　　　　電郵：hkcite@biznetvigator.com
馬新發行／城邦（馬新）出版集團 Cite (M) Sdn Bhd
　　　　　41, Jalan Radin Anum, Bandar Baru Sri Petaling,
　　　　　57000 Kuala Lumpur, Malaysia.
　　　　　Tel：603-90563833 Fax:603-90576622
　　　　　Email：services@cite.my

城邦讀書花園
www.cite.com.tw

美術設計＆排版／連紫吟 、曹任華
攝　　影／徐榕志（子宇影像有限公司）
插　　畫／林敬庭
製版印刷／科億資訊科技有限公司
初　　版／2022 年 12 月 20 日
初版 5 刷／2023 年 2 月 21 日
定　　價／500 元
Ｉ Ｓ Ｂ Ｎ／978-626-96828-3-6（平裝）
Ｉ Ｓ Ｂ Ｎ／978-626-96828-7-4（EPUB）
著作權所有・翻印必究（缺頁或破損請寄回更換）

國家圖書館出版品預行編目資料

俠醫楊智鈞的 50 道心臟密碼：圖解心臟衰竭、瓣膜
疾病、動脈剝離、心肌梗塞、洗腎血管、靜脈曲張健
康秘笈／楊智鈞作 .－ 初版 .－ 臺北市：原水文化，城
邦文化事業股份有限公司出版：英屬蓋曼群島商家庭
傳媒股份有限公司城邦分公司發行，2022.12
　　面；　公分（DR. ME 健康系列 HD0167）
ISBN 978-626-96828-3-6(平裝)
1.CST: 心臟學 2.CST: 心臟病 3.CST: 預防醫學
415.31　　　　　　　　　　　　　　111019756